D1688466

Friedhelm Achenbach, Ulrike Achenbach, Alfred Kuczera

Reisekrankheiten zum Nachschlagen

Kompakte Informationen zu Erkrankungen bei Nah- und Fernreisen

Über die Autoren:

Priv.-Doz. Dr. Friedhelm Achenbach ist Diplombiologe und Dozent für Zellbiologie. Gemeinsam mit Alfred Kuczera betreibt er als freier Autor eine Redaktionssozietät in Königswinter.

Dr. Ulrike Achenbach ist Diplombiologin und medizinisch-pharmazeutische Fachjournalistin.

Alfred Kuczera ist Humanmediziner, Buchautor und Medizinjournalist, war Redakteur bei mehreren medizinischen Fachzeitschriften und lebt als freier Autor in Aachen.

Foto vordere Umschlagseite: Namibia, Sossusvlei nach einem der seltenen Regenfälle

Foto hintere Umschlagseite: Bushcamping im südlichen Afrika

Reisekrankheiten zum Nachschlagen

Kompakte Informationen zu Erkrankungen bei Nah- und Fernreisen

Ecce fluvius
Ulrike und Friedhelm Achenbach
Königswinter
ufach@t-online.de

1. Auflage 2003

Friedhelm Achenbach
Ulrike Achenbach
Alfred Kuczera

Reisekrankheiten zum Nachschlagen
Kompakte Informationen zu Erkrankungen bei Nah- und Fernreisen

Copyright 2003: *Ecce fluvius*, Achenbach, Königswinter

Alle Rechte der Wiedergabe und Speicherung vorbehalten
Bildnachweis: Umschlag und sämtliche Grafiken: F. Achenbach
Text und Layout: U. u. F. Achenbach

Herstellung und Vertrieb: Books on Demand GmbH
          Gutenbergring 53
          22848 Norderstedt

ISBN: 3-8311-4860-0

Hinweis: Angaben zu Medikamenten sind keine ärztlichen Therapieempfehlungen. Die Nennung von Markennamen erfolgt beispielhaft und besagt nicht, dass Präparate anderer Hersteller nicht gleichwertig oder ebenso sinnvoll sind. Vor einer unkontrollierten Selbstbehandlung wird ausdrücklich gewarnt. Bei ernsthaften Erkrankungen ist stets ein Arzt hinzuzuziehen. Die Autoren haften nicht für die Richtigkeit der gemachten Angaben. Maßgeblich für jede medikamentöse Therapie ist die Anweisung des Arztes und die Dosierungs- und Anwendungsempfehlung der Packungsbeilagen. Auf Gegenanzeigen und mögliche Nebenwirkungen ist zu achten.

Ein in diesem Buch genanntes Warenzeichen kann warenzeichenrechtlich geschützt sein, auch wenn ein Hinweis auf bestehende Schutzrechte fehlt.

Vorwort

Eine gute Reisevorbereitung kommt im Zeitalter der „last minute" Angebote der Reiseveranstalter oftmals zu kurz. Wenn man heute eine Reise bucht und morgen ins Flugzeug steigt, bleibt kaum Zeit für lange Planungen und gesundheitliche Vorsorge. Innerhalb Europas ist das in der Regel auch kein großes Problem, doch bei Fernreisen ist es immer empfehlenswert, sich über mögliche Gesundheitsrisiken im Urlaubsland zu informieren. Viele medikamentöse Schutzmaßnahmen vor Infektionserkrankungen (z.b. Malariaprophylaxe) sind auch kurzfristig realisierbar, und vor allem hilft die Kenntnis bestimmter Gefährdungen (z.b. das Vorkommen vom Pärchenegel in stehenden Gewässern des Urlaubslandes), durch vorbeugendes Verhalten Erkrankungen zu vermeiden.

Dieses Nachschlagewerk soll bei der Planung der nächsten Urlaubsreise oder auch längerer Auslandsaufenthalte behilflich sein. Es wendet sich an alle Leserinnen und Leser, die in irgendeiner Weise mit der Planung von Reisen befasst sind. Dazu gehören die Reisenden selbst, aber auch der Arzt, der Apotheker und Reisekaufleute, die sich einen schnellen Zugriff auf häufig gestellte Fragen des Kunden wünschen. Vielleicht wecken ja auch die sparsam dosierten Fotografien die Reiselust...

Das Nachschlagewerk ist in zwei Hauptteile gegliedert:

- Im 1. Teil findet man die häufigsten und auch viele ausgefallene Reiseziele, nach Kontinenten gruppiert und innerhalb dieser Gruppierung alphabetisch aufgelistet.
- Im 2. Teil werden Infektionskrankheiten alphabetisch aufgelistet.

Im Länderteil wurden die Erkrankungen in drei Gruppen eingeteilt:

- Erkrankungen, die durch Insekten etc. übertragen werden (Anmerkung für Zoologen: Mit „Insekten & Co." sind Insekten, Zecken, Milben und andere Gliederfüßer gemeint)
- Erkrankungen, die durch Nahrung oder Trinkwasser übertragen werden
- Sonstige Erkrankungen, die z.B. von Mensch zu Mensch übertragen werden, durch Baden in Gewässern, durch Tierbisse etc.

Die Beschreibung der Erkrankungen erfolgt stets nach dem gleichen Schema:

- *Vorkommen*: Hier werden Regionen oder einzelne Reiseländer genannt. In einigen Fällen sind Verbreitungskarten dargestellt. Dabei ist zu berücksichtigen, dass Verbreitungsregionen oftmals fließende Grenzen haben und teilweise starken Veränderungen unterworfen sein können. Dies gilt z.B. für die Malaria-Situation, bei der die Resistenzlage gegenüber bestimmten Medikamenten ständig überprüft werden muss.
- *Risiko für Reisende*: Da es sich bei diesem Nachschlagewerk vornehmlich um eine Planungshilfe für Urlauber handeln soll, ist vor allem das Risiko bei vorübergehendem Aufenthalt in den einzelnen Ländern bewertet worden. Bei längeren Aufenthalten steigt somit ggf. das Risiko auch für Krankheiten, die bei einem Urlaubsaufenthalt eher nicht relevant sind, da der Kontakt zur einheimischen Bevölkerung und Einbindung in die normale hygienische und Versorgungssituation völlig anders ist.
- *Krankheitserreger*
- *Häufigkeit/Verbreitung*. Gemeint ist die Häufigkeit und die Verbreitung der Krankheit global gesehen.
- *Ansteckungsweg*
- *Zeit bis zum Ausbruch*
- *Krankheitszeichen*: Hier sind Krankheitszeichen in der Regel mit steigendem Schweregrad aufgeführt, und – wo sinnvoll – die Sterberate bei nicht erfolgter Behandlung.
- *Behandlung*: Wo eine medikamentöse Behandlung möglich ist, wurden Medikamententypen benannt. Dies kann nur als grober Anhaltspunkt dienen, da die medizinische Forschung ständig fortschreitet, sich möglicherweise Resistenzen ausbilden etc.

Die Therapieentscheidung ist von einem Arzt nach einer regelrechten Diagnose zu treffen.
- *Impfung*
- *Vorsorge*

Ergänzt wird das Nachschlagewerk durch ein Kapitel über die Zusammenstellung einer Reiseapotheke mit Tipps für die Selbstmedikation, falls ein Arztbesuch nicht sofort möglich ist oder nötig erscheint, und einer Sammlung wichtiger Kontaktadressen, bei denen sich der Fernreisende weitere Informationen holen kann.

Dieses Buch soll nicht den Besuch beim Arzt ersetzen, sondern vielmehr dazu beitragen, dass bei der Planung von Fernreisen rechtzeitig ärztlicher Rat eingeholt wird. Der Hausarzt kann in der Regel durch Kenntnis der gesundheitlichen Grundsituation mögliche Risiken für jeden Patienten individuell beurteilen und ggf. aktuelle Informationen zu gesundheitlichen Gefährdungen im geplanten Urlaubsland beschaffen und die notwendigen Maßnahmen empfehlen. Dabei ist es hilfreich, wenn die geplante Reiseroute bereits feststeht, um z.B. die Notwendigkeit einer Malariaprophylaxe zu ermitteln. Besonders Menschen, die an chronischen Erkrankungen leiden, wie Diabetiker, Patienten mit Bluthochdruck oder Herzerkrankungen, und Schwangere sollten bei Fernreisen nicht auf eine fachkundige reisemedizinische Beratung verzichten. Diese kann wesentlich dazu beitragen, dass die Urlaubsfreude nicht durch Unpässlichkeiten oder gar schwerwiegende Erkrankungen getrübt wird.

Gute Reise wünschen

Friedhelm Achenbach
Ulrike Achenbach
Alfred Kuczera

.... und kommen Sie gesund wieder!

Inhaltsübersicht

Vorwort v
Inhaltsübersicht viii
Abbildungsverzeichnis ix
Reiseländer 1
    Impfbestimmungen und allgemeine Empfehlungen 1
        Routineimpfungen 1
        Indikationsimpfungen 1
        Gelbfieber 2
        Pocken und Cholera 3
    Malariasituation 3
    Inhaltsübersicht Reiseländer 4
    Reiseländer alphabetisch 9
Erkrankungen 67
    Einleitung 67
        Art der Reise und der Unterkunft 67
        Alter und gesundheitliche Verfassung 68
        Persönliche Gewohnheiten 69
    Inhaltsübersicht Erkrankungen 71
    Krankheiten alphabetisch 75
Tipps zur Reiseapotheke 125
    Allgemeines 125
        Kosten 126
    Checkliste Reiseapotheke 126
    Hinweise zur Selbstmedikation 127
        Schmerzen 128
        Verdauungsbeschwerden 128
        Infektionen 129
        Sonnenbrand 130
        Malariaprophylaxe 130
Wichtige Adressen 133

Abbildungsverzeichnis

Hinweis: Bei den Verbreitungskarten wurden Länder, in denen die Krankheit vorkommt, meist vollständig markiert, auch wenn sich das Vorkommen nur auf einen Teil des Landes beschränkt. Die abgebildeten Verbreitungskarten können nur einen groben Eindruck von der Verbreitung der Erkrankungen vermitteln. Die Genauigkeit hängt dabei sowohl von den Bezugsquellen ab, nach denen die Karten erstellt wurden – oft wurden die Daten z.B. zuletzt 1999 aktualisiert – als auch von den jeweiligen Ländern und deren Gesundheitssystemen, die häufig keine oder unzureichende Informationen an die WHO weitergeben.

Abb. 1: Verbreitungskarte der Infektionshäufigkeit von AIDS 76
Abb. 2: Verbreitungskarte der Cholera 82
Abb. 3: Verbreitungskarte des Dengue-Fiebers 83
Abb. 4: Verbreitungskarte der FSME in Westdeutschland 90
Abb. 5: Grobe Verbreitungskarte der FSME in Europa 91
Abb. 6: Verbreitungskarte des Gelbfiebers 92
Abb. 7: Verbreitungskarte der Hepatitis A 95
Abb. 8: Verbreitungskarte der Hepatitis B 96
Abb. 9: Verbreitungskarte der Japanischen Enzephalitis. 99
Abb. 10: Verbreitungskarte der Malaria mit WHO-Kategorien 106
Abb. 11: Detailkarte für die Verbreitung von Malaria im südlichen Afrika 107
Abb. 12: Verbreitungskarte der Kinderlähmung (Polio) 113
Abb. 13: Verbreitungskarte der Tollwut 119
Abb. 14: Verbreitungskarte und jährliche Erkrankungsfälle der Tuberkulose 121

Reiseländer

IMPFBESTIMMUNGEN UND ALLGEMEINE EMPFEHLUNGEN

Routineimpfungen

Nach staatlichen Empfehlungen sollten bei jedem Menschen Routineimpfungen durchgeführt werden, um einen Schutz vor gefährlichen und weit verbreiteten Infektionskrankheiten zu erreichen. Hierzu gibt es Impfpläne, nach denen schon kurz nach der Geburt mit Impfungen begonnen wird. Schutzimpfungen gegen folgende Infektionskrankheiten gehören zu diesen Routineimpfungen:

- Diphtherie
- Haemophilus influenzae Typ b (Hib)
- Hepatitis B
- Keuchhusten
- Kinderlähmung (Polio, Poliomyelitis)
- Masern
- Mumps
- Röteln
- Tetanus

Impfungen werden in einem Impfpass eingetragen, aus dem hervorgeht, ob und wann eine Impfung erfolgte. Daran kann abgelesen werden, ob z.b. eine Auffrischungsimpfung erforderlich ist. Das wird vor allem bei der Tetanusimpfung leicht übersehen (Auffrischungsimpfung alle 10 Jahre).

Indikationsimpfungen

Als Indikationsimpfungen bezeichnet man solche, die nur unter besonderen Bedingungen durchgeführt werden, z.B. vor Antritt einer Reise oder aufgrund beruflicher Exposition. Hierzu gehören:

- FSME
- Gelbfieber
- Grippe
- Hepatitis A
- Hepatitis B
- Japanische Enzephalitis
- Meningokokken-Meningitis
- Pneumokokken
- Pocken
- Tollwut
- Tuberkulose (BCG-Impfung)

Gelbfieber

Impfnachweise für Gelbfieber werden nur noch von einigen Ländern vorgeschrieben. Unabhängig vom Einreiseland fordern das folgende Länder:

- Benin
- Burkina Faso
- Demokratische Republik Kongo (früher Zaire)
- Elfenbeinküste
- Französisch-Guayana
- Gabun
- Ghana
- Kamerun
- Kongo
- Mali
- Niger
- Ruanda
- Sao Tomé und Principe
- Senegal
- Togo
- Zentralafrikanische Republik

Einige Länder verlangen einen Gelbfieberimpfnachweis, wenn man aus bestimmten Ländern einreist, die als Infektionsgebiet angesehen werden. Transit-Flugreisende, die aus diesen Ländern kommen, dürfen das Flughafengelände nicht verlassen. Hierzu gehört z.B. Ägypten.

Alle anderen Länder verlangen bei der Einreise entweder gar keine Gelbfieberimpfung oder nur, wenn man aus einem Infektionsgebiet einreist; dies spielt also für Europäer in der Regel keine Rolle.

Bei Einreise in eines der „Gelbfieberländer" ist eine Impfung stets empfehlenswert.

Pocken und Cholera

Eine Pockenschutzimpfung und/oder Choleraschutzimpfung wird von keinem Reiseland mehr vorgeschrieben.

MALARIASITUATION

Nach Empfehlungen der WHO wird der Globus bezüglich der Malariagefahr in vier Bereiche eingeteilt (Abb. 10, 11):

- Zone A: Allgemein geringes Risiko, kein Risiko in Städten; Plasmodium falciparum (einer der Erreger der Malaria, der am häufigsten gegen Medikamente resistent ist) kommt nicht vor oder ist nicht resistent gegen Chloroquin.
- Zone B: Geringes Risiko in den meisten Landesteilen. Chloroquin schützt gegen Plasmodium vivax. Teilschutz durch Chloroquin plus Proguanil vor Plasmodium falciparum.
- Zone C: Hohes Risiko in den meisten Teilen Afrikas. In Asien und Amerika meist gering, aber im Amazonasbecken teilweise hoch. Unterschiedliche Resistenzen der Erreger.
- Außerhalb dieser Zonen kommt Malaria nicht (mehr) vor.

Eine medikamentöse Malaria-Prophylaxe ist in der Regel nur in den C-Zonen erforderlich.

INHALTSÜBERSICHT REISELÄNDER

Afrika 9
  Nordafrika 9
    Ägypten 9
    Algerien 9
    Libyen 9
    Marokko 10
    Tunesien 11
  Zentralafrika (südlich der Sahara) 11
    Angola 11
    Äquatorialguinea 11
    Äthiopien 12
    Benin 12
    Burkina Faso 13
    Burundi 13
    Demokratische Republik Kongo (Zaire) 13
    Dschibuti 14
    Elfenbeinküste 14
    Gabun 15
    Gambia 15
    Ghana 15
    Guinea 16
    Guinea-Bissau 16
    Kamerun 17
    Kap Verde 17
    Kenia 17
    Komoren 18
    Kongo 18
    Liberia 19
    Madagaskar 19
    Malawi 19
    Mali 20
    Mauretanien 20
    Mauritius 20
    Mosambik 21
    Niger 21
    Nigeria 22

Réunion ... 22
Ruanda ... 22
Sao Tomé und Principe ... 23
Senegal ... 23
Seychellen ... 23
Sierra Leone ... 24
Somalia ... 24
Sudan ... 25
Tansania ... 26
Togo ... 26
Tschad ... 26
Uganda ... 27
Zambia ... 27
Zentralafrikanische Republik ... 28
Südliches Afrika ... **29**
Botswana ... 29
Lesotho ... 29
Namibia ... 29
Republik Südafrika ... 30
Sankt Helena ... 30
Swasiland ... 31
Zimbabwe ... 32
Amerika ... 33
Nordamerika ... 33
Kanada ... 33
USA (mit Hawaii) ... 34
Zentralamerika ... 35
Belize ... 35
Costa Rica ... 36
El Salvador ... 36
Guatemala ... 36
Honduras ... 36
Karibische Inseln ... 37
Mexiko ... 37
Nicaragua ... 37
Panama ... 37
Tropisches Südamerika ... 38
Bolivien ... 38
Brasilien ... 38

Ecuador 38
Französisch-Guayana 39
Guayana 39
Kolumbien 39
Paraguay 39
Peru 40
Surinam 40
Venezuela 40
Subtropisches Südamerika **41**
   Argentinien 41
   Chile 41
   Falkland-Inseln 41
   Uruguay 41
Asien 42
Ostasien 42
   China 42
   Korea (Demokratische Volksrepublik) 42
   Korea (Republik) 42
   Hongkong 43
   Japan 44
   Macau 44
   Mongolei 44
Südostasien 45
   Brunei Darussalam 45
   Indonesien 45
   Kambodscha 45
   Laos 46
   Malaysia 46
   Myanmar 46
   Philippinen 47
   Singapur 47
   Thailand 47
   Vietnam 47
Zentralasien 48
   Afghanistan 48
   Bangladesch 48
   Bhutan 48
   Indien 49
   Iran 49

Malediven ... 49
Nepal ... 50
Pakistan ... 50
Sri Lanka ... 50
Südwestasien ... **51**
Bahrain ... 51
Irak ... 51
Israel ... 51
Jemen ... 51
Jordanien ... 51
Katar ... 52
Kuwait ... 52
Libanon ... 52
Oman ... 52
Saudi-Arabien ... 53
Syrien ... 53
Türkei ... 53
Vereinigte Arabische Emirate ... 53

Europa ... 54
Nordeuropa ... 54
Belgien ... 54
Dänemark (mit Färöer-Inseln) ... 54
Deutschland ... 54
Finnland ... 55
Irland ... 55
Großbritannien ... 56
GUS ... 56
Island ... 56
Luxemburg ... 56
Niederlande ... 56
Norwegen ... 56
Polen ... 56
Schweden ... 57
Slowakische Republik ... 57
Tschechien ... 57
Südeuropa ... 58
Albanien ... 58
Andorra ... 58
Bulgarien ... 58

Bosnien-Herzegowina 58
Frankreich 58
Gibraltar 58
Griechenland 59
Italien 59
Jugoslawien 60
Kroatien 60
Liechtenstein 60
Malta 61
Monaco 61
Österreich 61
Portugal (mit Azoren und Madeira) 62
Rumänien 62
San Marino 63
Schweiz 63
Slowenien 63
Spanien (mit Kanaren) 63
Ungarn 63
Zypern 64

Ozeanien 65

Australien 65
Melanesien, Mikronesien-Polynesien 66
Neuseeland 66

Reiseländer alphabetisch

Afrika

Nordafrika

Ägypten

Insekten & Co.	Nahrung/Wasser	Sonstige
Filariosen	Brucellose	Bilharziose
Fleckfieber	Durchfälle	Tollwut
Leishmaniasis	Echinokokkosen	Trachom
Malaria	Helminthosen	
Rift-Valley-Fieber	Hepatitis A	
Rückfallfieber	Lambliasis	
Sandmückenfieber	Polio	
West-Nil-Fieber	Typhus	

Algerien

Insekten & Co.	Nahrung/Wasser	Sonstige
Filariosen	Brucellose	Bilharziose
Fleckfieber	Durchfälle	Tollwut
Leishmaniasis	Echinokokkosen	Trachom
Malaria	Helminthosen	
Rift-Valley-Fieber	Hepatitis A	
Rückfallfieber	Lambliasis	
Sandmückenfieber	Polio	
West-Nil-Fieber	Typhus	

Libyen

Insekten & Co.	Nahrung/Wasser	Sonstige
Filariosen	Brucellose	Bilharziose
Fleckfieber	Durchfälle	Tollwut
Leishmaniasis	Echinokokkosen	Trachom
Malaria	Helminthosen	
Pest	Hepatitis A	
Rift-Valley-Fieber	Lambliasis	
Rückfallfieber	Polio	
Sandmückenfieber	Typhus	
West-Nil-Fieber		

Marokko

Insekten & Co.	Nahrung/Wasser	Sonstige
Malaria	Durchfälle Polio Typhus	Hepatitis B Tollwut

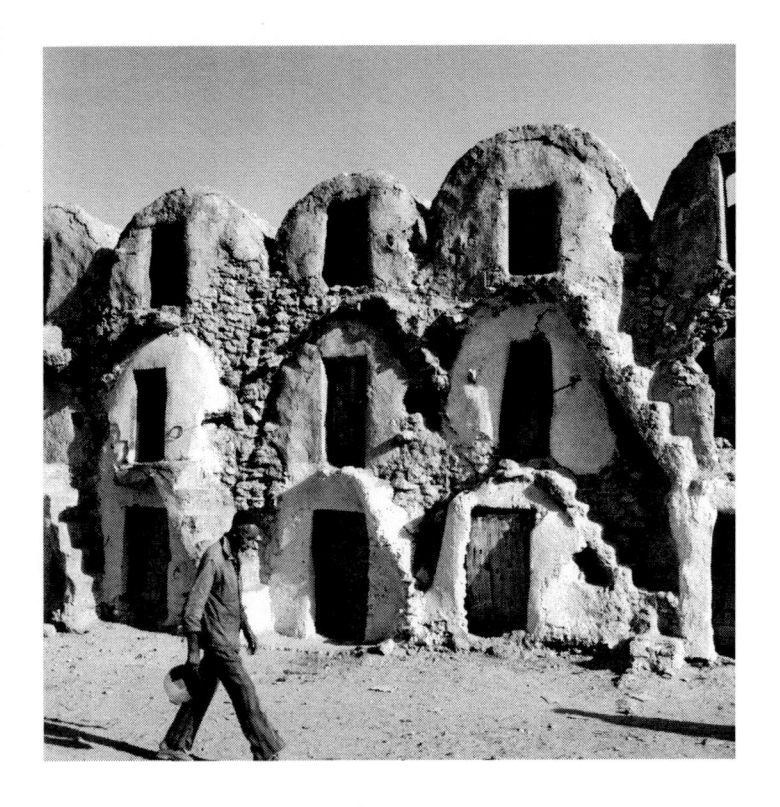

Tunesien

Insekten & Co.	Nahrung/Wasser	Sonstige
Filariosen	Brucellose	Bilharziose
Fleckfieber	Durchfälle	Tollwut
Leishmaniasis	Echinokokkosen	Trachom
Malaria	Helminthosen	
Rift-Valley-Fieber	Hepatitis A	
Rückfallfieber	Lambliasis	
Sandmückenfieber		
West-Nil-Fieber		

Zentralafrika (südlich der Sahara)

Angola

Insekten & Co.	Nahrung/Wasser	Sonstige
Filariosen	Cholera	Bilharziose
Fleckfieber	Dracunculose	Ebola
Flussblindheit	Durchfälle	Hepatitis B
Gelbfieber	Echinokokkosen	Lassa-Fieber
Hämorrhagische	Hepatitis A	Marburg-Fieber
Fiebererkrankungen	Hepatitis E	Meningokokken-
	Lambliasis	Meningitis
Leishmaniasis	Paragonimiasis	Tollwut
Malaria	Polio	Trachom
Rückfallfieber	Typhus	
Schlafkrankheit	Wurminfektionen	
Tungiasis		

Äquatorialguinea

Insekten & Co.	Nahrung/Wasser	Sonstige
Filariosen	Cholera	Bilharziose
Fleckfieber	Dracunculose	Ebola
Flussblindheit	Durchfälle	Hepatitis B
Gelbfieber	Echinokokkosen	Lassa-Fieber

Hämorrhagische Fiebererkrankungen
Leishmaniasis
Malaria
Rückfallfieber
Schlafkrankheit
Tungiasis

Hepatitis A
Hepatitis E
Lambliasis
Paragonimiasis
Polio
Typhus
Wurminfektionen

Marburg-Fieber
Meningokokken-Meningitis
Tollwut
Trachom

Äthiopien

Insekten & Co.	Nahrung/Wasser	Sonstige
Filariosen	Cholera	Bilharziose
Fleckfieber	Dracunculose	Ebola
Flussblindheit	Durchfälle	Hepatitis B
Gelbfieber	Echinokokkosen	Lassa-Fieber
Hämorrhagische Fiebererkrankungen	Hepatitis A	Marburg-Fieber
	Hepatitis E	Meningokokken-Meningitis
	Lambliasis	
Leishmaniasis	Paragonimiasis	Tollwut
Malaria	Polio	Trachom
Rückfallfieber	Typhus	
Schlafkrankheit	Wurminfektionen	
Tungiasis		

Benin

Insekten & Co.	Nahrung/Wasser	Sonstige
Filariosen	Cholera	Bilharziose
Fleckfieber	Dracunculose	Ebola
Flussblindheit	Durchfallerkrankungen	Hepatitis B
Gelbfieber		Lassa-Fieber
Hämorrhagische Fiebererkrankungen	Echinokokkosen	Marburg-Fieber
	Hepatitis A	Meningokokken-Meningitis
	Hepatitis E	
Leishmanniosen	Lambliasis	Tollwut
Malaria	Paragonimiasis	Trachom
Rückfallfieber	Polio	
Schlafkrankheit	Typhus	
Tungiasis	Wurminfektionen	

Burkina Faso

Insekten & Co.	Nahrung/Wasser	Sonstige
Filariosen	Cholera	Bilharziose
Fleckfieber	Dracunculose	Ebola
Flussblindheit	Durchfälle	Hepatitis B
Gelbfieber	Echinokokkosen	Lassa-Fieber
Hämorrhagische	Hepatitis A	Marburg-Fieber
Fiebererkrankun-	Hepatitis E	Meningokokken-
gen	Lambliasis	Meningitis
Malaria	Paragonimiasis	Tollwut
Rückfallfieber	Polio	Trachom
Schlafkrankheit	Typhus	
Tungiasis	Wurminfektionen	

Burundi

Insekten & Co.	Nahrung/Wasser	Sonstige
Filariosen	Cholera	Bilharziose
Fleckfieber	Dracunculose	Ebola
Flussblindheit	Durchfälle	Hepatitis B
Gelbfieber	Echinokokkosen	Lassa-Fieber
Hämorrhagische	Hepatitis A	Marburg-Fieber
Fiebererkrankun-	Hepatitis E	Meningokokken-
gen	Lambliasis	Meningitis
Leishmaniasis	Paragonimiasis	Tollwut
Malaria	Polio	Trachom
Rückfallfieber	Typhus	
Schlafkrankheit	Wurminfektionen	
Tungiasis		

Demokratische Republik Kongo (Zaire)

Insekten & Co.	Nahrung/Wasser	Sonstige
Filariosen	Cholera	Bilharziose
Fleckfieber	Dracunculose	Ebola
Flussblindheit	Durchfälle	Hepatitis B
Gelbfieber	Echinokokkosen	Lassa-Fieber
Hämorrhagische	Hepatitis A	Marburg-Fieber
Fiebererkrankun-	Hepatitis E	Meningokokken-
gen		Meningitis
Leishmaniasis		

Malaria	Lambliasis	Tollwut
Pest	Paragonimiasis	Trachom
Rückfallfieber	Polio	
Schlafkrankheit	Typhus	
Tungiasis	Wurminfektionen	

Dschibuti

Insekten & Co.	Nahrung/Wasser	Sonstige
Filariosen	Cholera	Hepatitis B
Fleckfieber	Dracunculose	Meningokokken-Meningitis
Gelbfieber	Durchfälle	
Hämorrhagische Fiebererkrankungen	Echinokokkosen	Tollwut
	Hepatitis A	Trachom
	Hepatitis E	
Malaria	Lambliasis	
Rückfallfieber	Paragonimiasis	
Schlafkrankheit	Polio	
Tungiasis	Typhus	
	Wurminfektionen	

Elfenbeinküste

Insekten & Co.	Nahrung/Wasser	Sonstige
Filariosen	Cholera	Bilharziose
Fleckfieber	Dracunculose	Ebola
Flussblindheit	Durchfälle	Hepatitis B
Gelbfieber	Echinokokkosen	Lassa-Fieber
Hämorrhagische Fiebererkrankungen	Hepatitis A	Marburg-Fieber
	Hepatitis E	Meningokokken-Meningitis
	Lambliasis	
Leishmaniasis	Paragonimiasis	Tollwut
Malaria	Polio	Trachom
Rückfallfieber	Typhus	
Schlafkrankheit	Wurminfektionen	
Tungiasis		

Gabun

Insekten & Co.	Nahrung/Wasser	Sonstige
Filariosen	Cholera	Bilharziose
Fleckfieber	Dracunculose	Ebola
Flussblindheit	Durchfälle	Hepatitis B
Gelbfieber	Echinokokkosen	Lassa-Fieber
Hämorrhagische Fiebererkrankungen	Hepatitis A	Marburg-Fieber
	Hepatitis E	Meningokokken-Meningitis
Leishmaniasis	Lambliasis	
Malaria	Paragonimiasis	Tollwut
Rückfallfieber	Polio	Trachom
Schlafkrankheit	Typhus	
Tungiasis	Wurminfektionen	

Gambia

Insekten & Co.	Nahrung/Wasser	Sonstige
Filariosen	Cholera	Bilharziose
Fleckfieber	Dracunculose	Ebola
Gelbfieber	Durchfälle	Hepatitis B
Hämorrhagische Fiebererkrankungen	Echinokokkosen	Lassa-Fieber
	Hepatitis A	Marburg-Fieber
	Hepatitis E	Meningokokken-Meningitis
Malaria	Lambliasis	
Rückfallfieber	Paragonimiasis	Tollwut
Schlafkrankheit	Polio	Trachom
Tungiasis	Typhus	
	Wurminfektionen	

Ghana

Insekten & Co.	Nahrung/Wasser	Sonstige
Filariosen	Cholera	Bilharziose
Fleckfieber	Dracunculose	Ebola
Flussblindheit	Durchfälle	Hepatitis B
Gelbfieber	Echinokokkosen	Lassa-Fieber
Hämorrhagische Fiebererkrankungen	Hepatitis A	Marburg-Fieber
	Hepatitis E	

Leishmaniasis	Lambliasis	Meningokokken-
Malaria	Paragonimiasis	Meningitis
Rückfallfieber	Polio	Tollwut
Schlafkrankheit	Typhus	Trachom
Tungiasis	Wurminfektionen	

Guinea

Insekten & Co.	Nahrung/Wasser	Sonstige
Filariosen	Cholera	Bilharziose
Fleckfieber	Dracunculose	Ebola
Flussblindheit	Durchfälle	Hepatitis B
Gelbfieber	Echinokokkosen	Lassa-Fieber
Hämorrhagische	Hepatitis A	Marburg-Fieber
Fiebererkrankun-	Hepatitis E	Meningokokken-
gen	Lambliasis	Meningitis
Leishmaniasis	Paragonimiasis	Tollwut
Malaria	Polio	Trachom
Rückfallfieber	Typhus	
Schlafkrankheit	Wurminfektionen	
Tungiasis		

Guinea-Bissau

Insekten & Co.	Nahrung/Wasser	Sonstige
Filariosen	Cholera	Bilharziose
Fleckfieber	Dracunculose	Ebola
Flussblindheit	Durchfälle	Hepatitis B
Gelbfieber	Echinokokkosen	Lassa-Fieber
Hämorrhagische	Hepatitis A	Marburg-Fieber
Fiebererkrankun-	Hepatitis E	Meningokokken-
gen	Lambliasis	Meningitis
Malaria	Paragonimiasis	Tollwut
Rückfallfieber	Polio	Trachom
Schlafkrankheit	Typhus	
Tungiasis	Wurminfektionen	

Kamerun

Insekten & Co.	Nahrung/Wasser	Sonstige
Filariosen	Cholera	Bilharziose
Fleckfieber	Dracunculose	Ebola
Flussblindheit	Durchfälle	Hepatitis B
Gelbfieber	Echinokokkosen	Lassa-Fieber
Hämorrhagische Fiebererkrankungen	Hepatitis A	Marburg-Fieber
	Hepatitis E	Meningokokken-Meningitis
Leishmaniasis	Lambliasis	Tollwut
Malaria	Paragonimiasis	Trachom
Rückfallfieber	Polio	
Schlafkrankheit	Typhus	
Tungiasis	Wurminfektionen	

Kap Verde

Insekten & Co.	Nahrung/Wasser	Sonstige
Filariosen	Cholera	Hepatitis B
Fleckfieber	Dracunculose	Meningokokken-Meningitis
Gelbfieber	Durchfälle	Tollwut
Hämorrhagische Fiebererkrankungen	Echinokokkosen	Trachom
	Hepatitis A	
	Hepatitis E	
Malaria (nur Sao Tiago)	Lambliasis	
Rückfallfieber	Paragonimiasis	
Schlafkrankheit	Polio	
Tungiasis	Typhus	
	Wurminfektionen	

Kenia

Insekten & Co.	Nahrung/Wasser	Sonstige
Filariosen	Cholera	Bilharziose
Fleckfieber	Dracunculose	Ebola
Gelbfieber	Durchfälle	Hepatitis B
Hämorrhagische Fiebererkrankungen	Echinokokkosen	Lassa-Fieber

Leishmaniasis	Hepatitis A	Marburg-Fieber
Malaria	Hepatitis E	Meningokokken-
Pest	Lambliasis	Meningitis
Rückfallfieber	Paragonimiasis	Tollwut
Schlafkrankheit	Polio	Trachom
Tungiasis	Typhus	
	Wurminfektionen	

Komoren

Insekten & Co.	Nahrung/Wasser	Sonstige
Filariosen	Cholera	Hepatitis B
Fleckfieber	Dracunculose	Meningokokken-
Gelbfieber	Durchfälle	Meningitis
Hämorrhagische	Echinokokkosen	Tollwut
Fiebererkrankun-	Hepatitis A	Trachom
gen	Hepatitis E	Trachom
Malaria	Lambliasis	
Rückfallfieber	Paragonimiasis	
Schlafkrankheit	Polio	
Tungiasis	Typhus	
	Wurminfektionen	

Kongo

Insekten & Co.	Nahrung/Wasser	Sonstige
Filariosen	Cholera	Bilharziose
Fleckfieber	Dracunculose	Ebola
Flussblindheit	Durchfälle	Hepatitis B
Gelbfieber	Echinokokkosen	Lassa-Fieber
Hämorrhagische	Hepatitis A	Marburg-Fieber
Fiebererkrankun-	Hepatitis E	Meningokokken-
gen	Lambliasis	Meningitis
Leishmaniasis	Paragonimiasis	Tollwut
Malaria	Polio	Trachom
Rückfallfieber	Typhus	
Schlafkrankheit	Wurminfektionen	
Tungiasis		

Liberia

Insekten & Co.	Nahrung/Wasser	Sonstige
Filariosen	Cholera	Bilharziose
Fleckfieber	Dracunculose	Ebola
Flussblindheit	Durchfälle	Hepatitis B
Gelbfieber	Echinokokkosen	Lassa-Fieber
Hämorrhagische Fiebererkrankungen	Hepatitis A	Marburg-Fieber
	Hepatitis E	Meningokokken-Meningitis
Leishmaniasis	Lambliasis	
Malaria	Paragonimiasis	Tollwut
Rückfallfieber	Polio	Trachom
Schlafkrankheit	Typhus	
Tungiasis	Wurminfektionen	

Madagaskar

Insekten & Co.	Nahrung/Wasser	Sonstige
Filariosen	Cholera	Bilharziose
Fleckfieber	Dracunculose	Hepatitis B
Gelbfieber	Durchfälle	Meningokokken-Meningitis
Hämorrhagische Fiebererkrankungen	Echinokokkosen	
	Hepatitis A	Tollwut
	Hepatitis E	Trachom
Malaria	Lambliasis	
Pest	Paragonimiasis	
Rückfallfieber	Polio	
Schlafkrankheit	Typhus	
Tungiasis	Wurminfektionen	

Malawi

Insekten & Co.	Nahrung/Wasser	Sonstige
Fleckfieber	Amöbiasis	Bilharziose
Krim-Kongo-Fieber	Hepatitis A	Hepatitis B
Malaria	Typhus	Tollwut
Pest		
Rift-Valley-Fieber		
Rückfallfieber		
Zeckenbiss-Fieber		

Mali

Insekten & Co.	Nahrung/Wasser	Sonstige
Filariosen	Cholera	Bilharziose
Fleckfieber	Dracunculose	Ebola
Flussblindheit	Durchfälle	Hepatitis B
Gelbfieber	Echinokokkosen	Lassa-Fieber
Hämorrhagische Fiebererkrankungen	Hepatitis A	Marburg-Fieber
	Hepatitis E	Meningokokken-Meningitis
Leishmaniasis	Lambliasis	Tollwut
Malaria	Paragonimiasis	Trachom
Rückfallfieber	Polio	
Schlafkrankheit	Typhus	
Tungiasis	Wurminfektionen	

Mauretanien

Insekten & Co.	Nahrung/Wasser	Sonstige
Filariosen	Cholera	Bilharziose
Fleckfieber	Dracunculose	Ebola
Gelbfieber	Durchfälle	Hepatitis B
Hämorrhagische Fiebererkrankungen	Echinokokkosen	Lassa-Fieber
	Hepatitis A	Marburg-Fieber
	Hepatitis E	Meningokokken-Meningitis
Malaria	Lambliasis	Tollwut
Rückfallfieber	Paragonimiasis	Trachom
Schlafkrankheit	Polio	
Tungiasis	Typhus	
	Wurminfektionen	

Mauritius

Insekten & Co.	Nahrung/Wasser	Sonstige
Filariosen	Hepatitis A	Marburg-Fieber
Fleckfieber	Hepatitis E	Meningokokken-Meningitis
Gelbfieber	Lambliasis	Tollwut
Hämorrhagische Fiebererkrankungen	Paragonimiasis	Trachom
	Polio	
	Typhus	
	Wurminfektionen	

	Cholera	Bilharziose
Rückfallfieber	Dracunculose	Ebola
Schlafkrankheit	Durchfälle	Hepatitis B
Tungiasis	Echinokokkosen	Lassa-Fieber

Mosambik

Insekten & Co.	*Nahrung/Wasser*	*Sonstige*
Filariosen	Cholera	Bilharziose
Fleckfieber	Dracunculose	Ebola
Gelbfieber	Durchfälle	Hepatitis B
Hämorrhagische	Echinokokkosen	Lassa-Fieber
Fiebererkrankun-	Hepatitis A	Marburg-Fieber
gen	Hepatitis E	Meningokokken-
Leishmaniasis	Lambliasis	Meningitis
Malaria	Paragonimiasis	Tollwut
Pest	Polio	Trachom
Rückfallfieber	Typhus	
Schlafkrankheit	Wurminfektionen	
Tungiasis		

Niger

Insekten & Co.	*Nahrung/Wasser*	*Sonstige*
Filariosen	Cholera	Bilharziose
Fleckfieber	Dracunculose	Ebola
Flussblindheit	Durchfälle	Hepatitis B
Gelbfieber	Echinokokkosen	Lassa-Fieber
Hämorrhagische	Hepatitis A	Marburg-Fieber
Fiebererkrankun-	Hepatitis E	Meningokokken-
gen	Lambliasis	Meningitis
Leishmaniasis	Paragonimiasis	Tollwut
Malaria	Polio	Trachom
Rückfallfieber	Typhus	
Schlafkrankheit	Wurminfektionen	
Tungiasis		

Nigeria

Insekten & Co.	Nahrung/Wasser	Sonstige
Filariosen	Cholera	Bilharziose
Fleckfieber	Dracunculose	Ebola
Flussblindheit	Durchfälle	Hepatitis B
Gelbfieber	Echinokokkosen	Lassa-Fieber
Hämorrhagische	Hepatitis A	Marburg-Fieber
Fiebererkrankun-	Hepatitis E	Meningokokken-
gen	Lambliasis	Meningitis
Leishmaniasis	Paragonimiasis	Tollwut
Malaria	Polio	Trachom
Rückfallfieber	Typhus	
Schlafkrankheit	Wurminfektionen	
Tungiasis		

Réunion

Insekten & Co.	Nahrung/Wasser	Sonstige
Filariosen	Cholera	Hepatitis B
Fleckfieber	Dracunculose	Meningokokken-
Gelbfieber	Durchfälle	Meningitis
Hämorrhagische	Echinokokkosen	Tollwut
Fiebererkrankun-	Hepatitis A	Trachom
gen	Hepatitis E	
Rückfallfieber	Lambliasis	
Schlafkrankheit	Paragonimiasis	
Tungiasis	Polio	
	Typhus	
	Wurminfektionen	

Ruanda

Insekten & Co.	Nahrung/Wasser	Sonstige
Filariosen	Cholera	Bilharziose
Fleckfieber	Dracunculose	Ebola
Flussblindheit	Durchfälle	Hepatitis B
Gelbfieber	Echinokokkosen	Lassa-Fieber
Hämorrhagische	Hepatitis E	Marburg-Fieber
Fiebererkrankun-	Hepatitis A	
gen		

Leishmaniasis	Lambliasis	Meningokokken-Meningitis
Malaria	Paragonimiasis	
Rückfallfieber	Polio	Tollwut
Schlafkrankheit	Typhus	Trachom
Tungiasis	Wurminfektionen	

Sao Tomé und Principe

Insekten & Co.	*Nahrung/Wasser*	*Sonstige*
Filariosen	Cholera	Bilharziose
Fleckfieber	Dracunculose	Ebola
Gelbfieber	Durchfälle	Hepatitis B
Hämorrhagische Fiebererkrankungen	Echinokokkosen	Lassa-Fieber
	Hepatitis A	Marburg-Fieber
	Hepatitis E	Meningokokken-Meningitis
Malaria	Lambliasis	
Rückfallfieber	Paragonimiasis	Tollwut
Schlafkrankheit	Polio	Trachom
Tungiasis	Typhus	
	Wurminfektionen	

Senegal

Insekten & Co.	*Nahrung/Wasser*	*Sonstige*
Filariosen	Cholera	Bilharziose
Fleckfieber	Dracunculose	Ebola
Flussblindheit	Durchfälle	Hepatitis B
Gelbfieber	Echinokokkosen	Lassa-Fieber
Hämorrhagische Fiebererkrankungen	Hepatitis A	Marburg-Fieber
	Hepatitis E	Meningokokken-Meningitis
	Lambliasis	
Leishmaniasis	Paragonimiasis	Tollwut
Malaria	Polio	Trachom
Rückfallfieber	Typhus	
Schlafkrankheit	Wurminfektionen	
Tungiasis		

Seychellen

Insekten & Co.	*Nahrung/Wasser*	*Sonstige*
Filariosen	Durchfälle	Hepatitis B
Fleckfieber	Echinokokkosen	Meningokokken-Meningitis

Gelbfieber	Hepatitis A	Tollwut
Hämorrhagische Fiebererkrankungen	Hepatitis E	Trachom
	Lambliasis	
	Polio	
Rückfallfieber	Typhus	
Schlafkrankheit	Wurminfektionen	
Tungiasis		

Sierra Leone

Insekten & Co.	Nahrung/Wasser	Sonstige
Filariosen	Cholera	Bilharziose
Fleckfieber	Dracunculose	Ebola
Flussblindheit	Durchfälle	Hepatitis B
Gelbfieber	Echinokokkosen	Lassa-Fieber
Hämorrhagische Fiebererkrankungen	Hepatitis A	Marburg-Fieber
	Hepatitis E	Meningokokken-Meningitis
	Lambliasis	
Leishmaniasis	Paragonimiasis	Tollwut
Malaria	Polio	Trachom
Rückfallfieber	Typhus	
Schlafkrankheit	Wurminfektionen	
Tungiasis		

Somalia

Insekten & Co.	Nahrung/Wasser	Sonstige
Filariosen	Cholera	Bilharziose
Fleckfieber	Dracunculose	Ebola
Gelbfieber	Durchfälle	Hepatitis B
Hämorrhagische Fiebererkrankungen	Echinokokkosen	Lassa-Fieber
	Hepatitis A	Marburg-Fieber
	Hepatitis E	Meningokokken-Meningitis
Leishmaniasis	Lambliasis	
Malaria	Paragonimiasis	Tollwut
Rückfallfieber	Polio	Trachom
Schlafkrankheit	Typhus	
Tungiasis	Wurminfektionen	

Sudan

Insekten & Co.	Nahrung/Wasser	Sonstige
Filariosen	Cholera	Bilharziose
Fleckfieber	Dracunculose	Ebola
Flussblindheit	Durchfälle	Hepatitis B
Gelbfieber	Echinokokkosen	Lassa-Fieber
Hämorrhagische Fiebererkrankungen	Hepatitis A	Marburg-Fieber
	Hepatitis E	Meningokokken-Meningitis
Leishmaniasis	Lambliasis	
Malaria	Paragonimiasis	Tollwut
Rückfallfieber	Polio	Trachom
Schlafkrankheit	Typhus	
Tungiasis	Wurminfektionen	

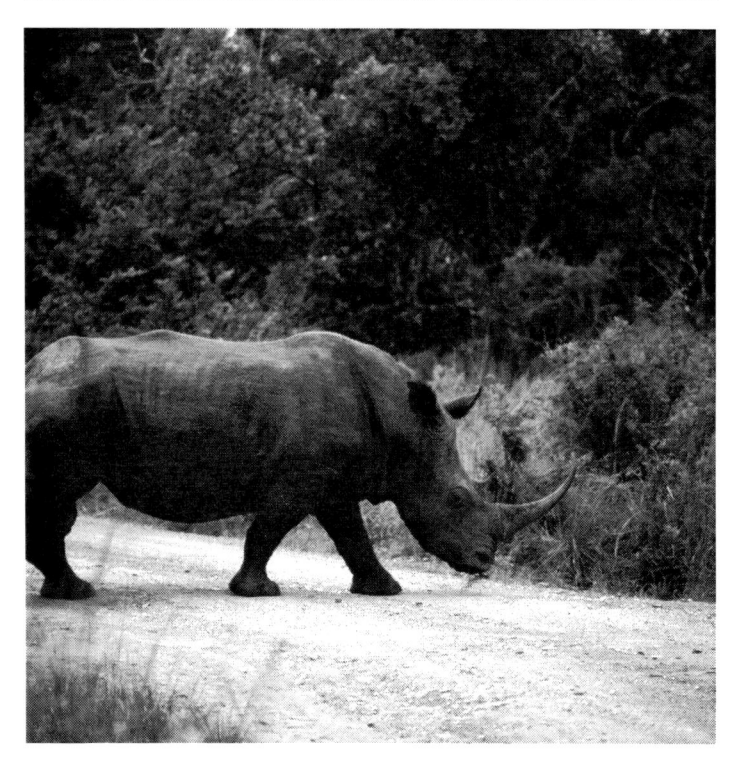

Tansania

Insekten & Co.	Nahrung/Wasser	Sonstige
Filariosen	Cholera	Bilharziose
Fleckfieber	Dracunculose	Ebola
Flussblindheit	Durchfälle	Hepatitis B
Gelbfieber	Echinokokkosen	Lassa-Fieber
Hämorrhagische	Hepatitis A	Marburg-Fieber
Fiebererkrankun-	Hepatitis E	Meningokokken-
gen	Lambliasis	Meningitis
Leishmaniasis	Paragonimiasis	Tollwut
Malaria	Polio	Trachom
Pest	Typhus	
Rückfallfieber	Wurminfektionen	
Schlafkrankheit		
Tungiasis		

Togo

Insekten & Co.	Nahrung/Wasser	Sonstige
Filariosen	Cholera	Bilharziose
Fleckfieber	Dracunculose	Ebola
Flussblindheit	Durchfälle	Hepatitis B
Gelbfieber	Echinokokkosen	Lassa-Fieber
Hämorrhagische	Hepatitis A	Marburg-Fieber
Fiebererkrankun-	Hepatitis E	Meningokokken-
gen		Meningitis
Leishmaniasis		
Malaria	Lambliasis	Tollwut
Rückfallfieber	Paragonimiasis	Trachom
Schlafkrankheit	Polio	
Tungiasis	Typhus	
	Wurminfektionen	

Tschad

Insekten & Co.	Nahrung/Wasser	Sonstige
Filariosen	Cholera	Bilharziose
Fleckfieber	Dracunculose	Ebola
Flussblindheit	Durchfälle	Hepatitis B

Gelbfieber	Echinokokkosen	Lassa-Fieber
Hämorrhagische	Hepatitis A	Marburg-Fieber
Fiebererkrankun-	Hepatitis E	Meningokokken-
gen	Lambliasis	Meningitis
Leishmaniasis	Paragonimiasis	Tollwut
Malaria	Polio	Trachom
Rückfallfieber	Typhus	
Schlafkrankheit	Wurminfektionen	
Tungiasis		

Uganda

Insekten & Co.	*Nahrung/Wasser*	*Sonstige*
Filariosen	Cholera	Bilharziose
Fleckfieber	Dracunculose	Ebola
Flussblindheit	Durchfälle	Hepatitis B
Gelbfieber	Echinokokkosen	Lassa-Fieber
Hämorrhagische	Hepatitis E	Marburg-Fieber
Fiebererkrankun-	Hepatitis A	Meningokokken-
gen	Lambliasis	Meningitis
Leishmaniasis	Paragonimiasis	Tollwut
Malaria	Polio	Trachom
Pest	Typhus	
Rückfallfieber	Wurminfektionen	
Schlafkrankheit		
Tungiasis		

Zambia

Insekten & Co.	*Nahrung/Wasser*	*Sonstige*
Filariosen	Cholera	Bilharziose
Fleckfieber	Dracunculose	Ebola
Gelbfieber	Durchfälle	Hepatitis B
Hämorrhagische	Echinokokkosen	Lassa-Fieber
Fiebererkrankun-	Hepatitis A	Marburg-Fieber
gen	Hepatitis E	Meningokokken-
Leishmaniasis	Lambliasis	Meningitis
Malaria	Paragonimiasis	Tollwut
Rückfallfieber	Polio	Trachom
Schlafkrankheit	Typhus	
Tungiasis	Wurminfektionen	

Zentralafrikanische Republik

Insekten & Co.	Nahrung/Wasser	Sonstige
Filariosen	Cholera	Bilharziose
Fleckfieber	Dracunculose	Ebola
Flussblindheit	Durchfälle	Hepatitis B
Gelbfieber	Echinokokkosen	Lassa-Fieber
Hämorrhagische Fiebererkrankungen	Hepatitis A	Marburg-Fieber
	Hepatitis E	Meningokokken-Meningitis
Leishmaniasis	Lambliasis	
	Paragonimiasis	Tollwut
Malaria	Polio	Trachom
Rückfallfieber	Typhus	
Schlafkrankheit	Wurminfektionen	
Tungiasis		

Südliches Afrika

Botswana

Insekten & Co.	Nahrung/Wasser	Sonstige
Fleckfieber	Amöbiasis	Bilharziose
Krim-Kongo-Fieber	Hepatitis A	Hepatitis B
Malaria	Typhus	Tollwut
Pest		
Rift-Valley-Fieber		
Rückfallfieber		
Schlafkrankheit		
Zeckenbiss-Fieber		

Lesotho

Insekten & Co.	Nahrung/Wasser	Sonstige
Fleckfieber	Amöbiasis	Bilharziose
Krim-Kongo-Fieber	Hepatitis A	Hepatitis B
Malaria	Typhus	Tollwut
Rift-Valley-Fieber		
Rückfallfieber		
Zeckenbiss-Fieber		

Namibia

Insekten & Co.	Nahrung/Wasser	Sonstige
Fleckfieber	Amöbiasis	Bilharziose
Krim-Kongo-Fieber	Hepatitis A	Hepatitis B
Malaria	Typhus	Tollwut
Rift-Valley-Fieber		
Rückfallfieber		
Schlafkrankheit		
Zeckenbiss-Fieber		

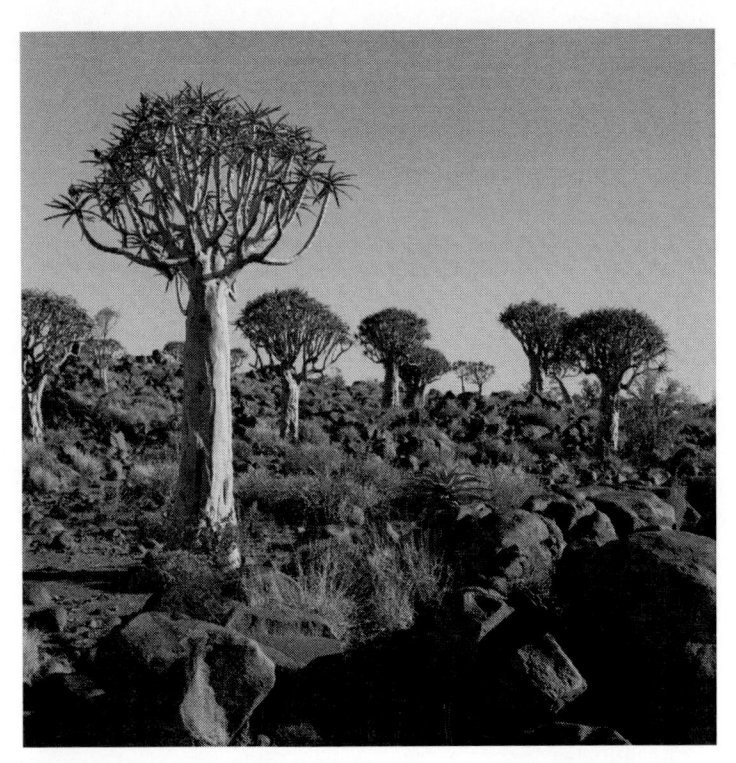

Republik Südafrika

Insekten & Co.	Nahrung/Wasser	Sonstige
Fleckfieber	Amöbiasis	Bilharziose
Krim-Kongo-Fieber	Hepatitis A	Hepatitis B
Malaria	Typhus	Tollwut
Rift-Valley-Fieber		
Rückfallfieber		
Zeckenbiss-Fieber		

Sankt Helena

Insekten & Co.	Nahrung/Wasser	Sonstige
Malaria	Amöbiasis	Bilharziose
	Hepatitis A	Hepatitis B
	Typhus	

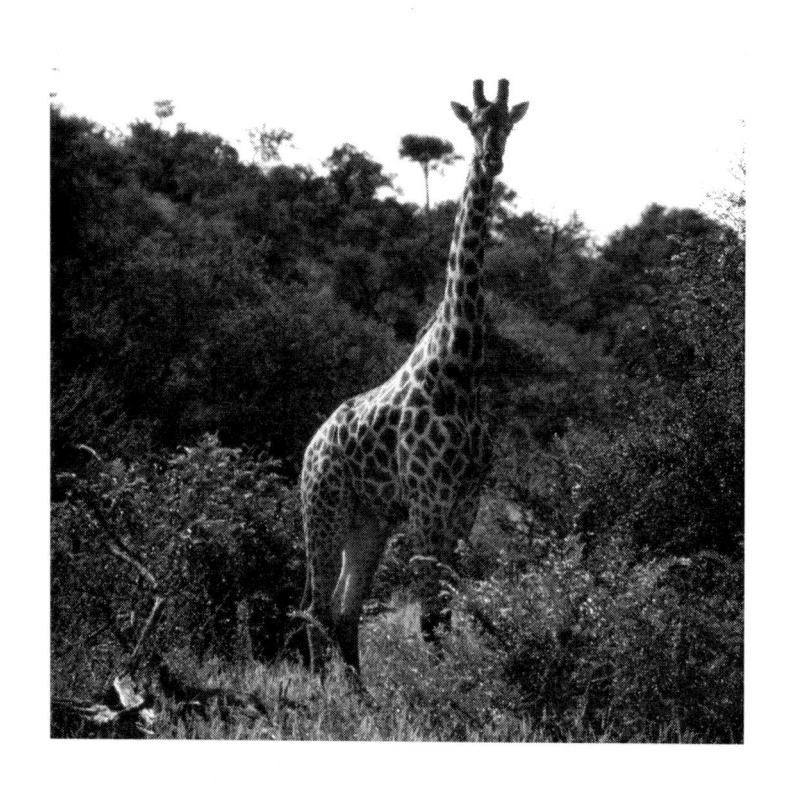

Swasiland

Insekten & Co.	Nahrung/Wasser	Sonstige
Fleckfieber	Amöbiasis	Bilharziose
Krim-Kongo-Fieber	Hepatitis A	Hepatitis B
Malaria	Typhus	Tollwut
Pest		
Rift-Valley-Fieber		
Rückfallfieber		
Schlafkrankheit		
Zeckenbiss-Fieber		

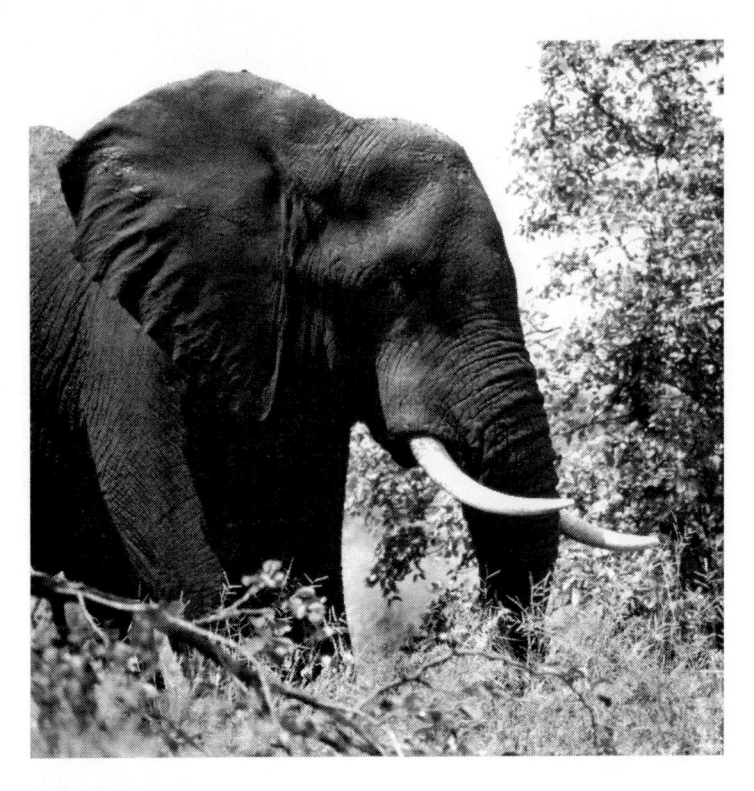

Zimbabwe

Insekten & Co.	Nahrung/Wasser	Sonstige
Filariosen	Cholera	Bilharziose
Fleckfieber	Dracunculose	Ebola
Gelbfieber	Durchfälle	Hepatitis B
Hämorrhagische Fiebererkrankungen	Echinokokkosen	Lassa-Fieber
	Hepatitis A	Marburg-Fieber
	Hepatitis E	Meningokokken-Meningitis
Leishmaniasis	Lambliasis	
Malaria	Paragonimiasis	Tollwut
Rückfallfieber	Polio	Trachom
Schlafkrankheit	Typhus	
Tungiasis	Wurminfektionen	

Amerika

Nordamerika

Kanada

Insekten & Co.	Nahrung/Wasser	Sonstige
Enzephalitis	Salmonellosen	Tollwut
Lyme-Borreliose		
Rocky-Mountains-Fleckfieber		
Tularämie		

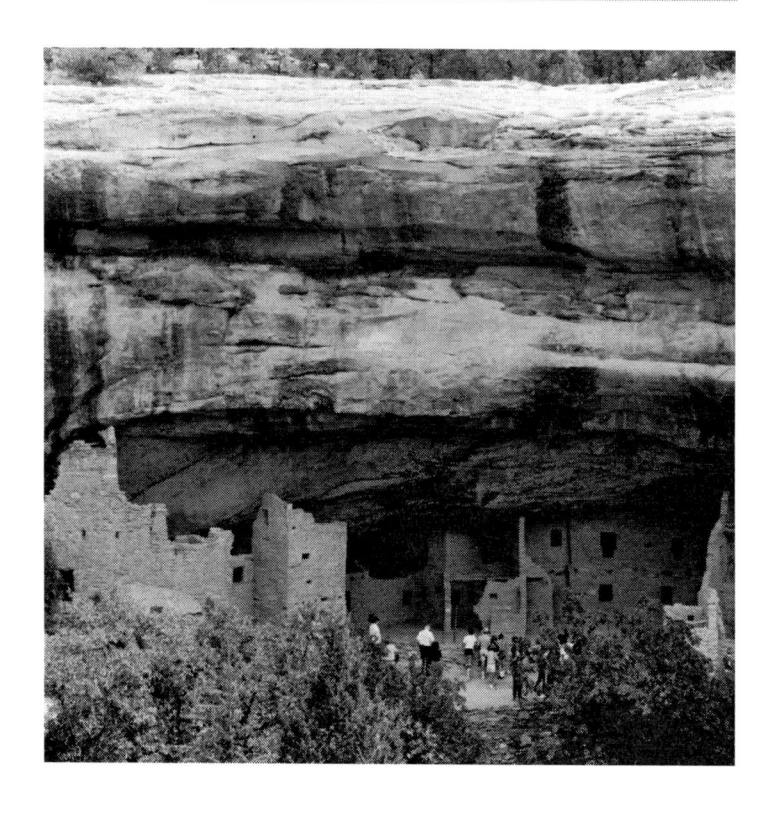

USA (mit Hawaii)

Insekten & Co.	Nahrung/Wasser	Sonstige
Enzephalitis	Salmonellosen	Tollwut
Lyme-Borreliose		
Pest		
Rocky-Mountains- Fleckfieber		
Tularämie		

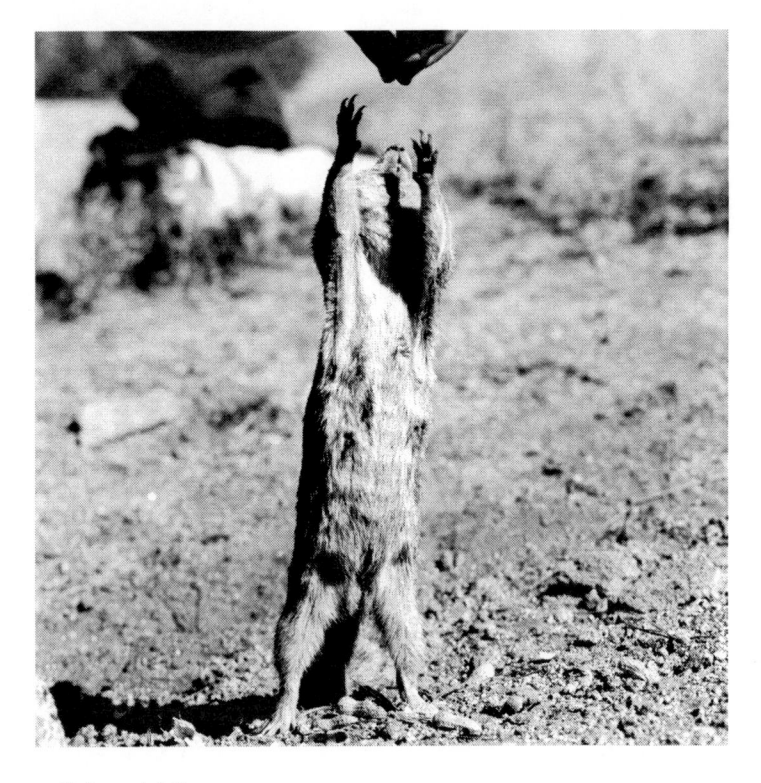

... lieber nicht!

Zentralamerika

Belize

Insekten & Co.	Nahrung/Wasser	Sonstige
Chagas-Krankheit	Brucellose	Tollwut
Dengue-Fieber	Cholera	
Enzephalitis	Durchfälle	
Filariosen	Helminthosen	
Leishmaniasis	Hepatitis A	
Malaria	Typhus	

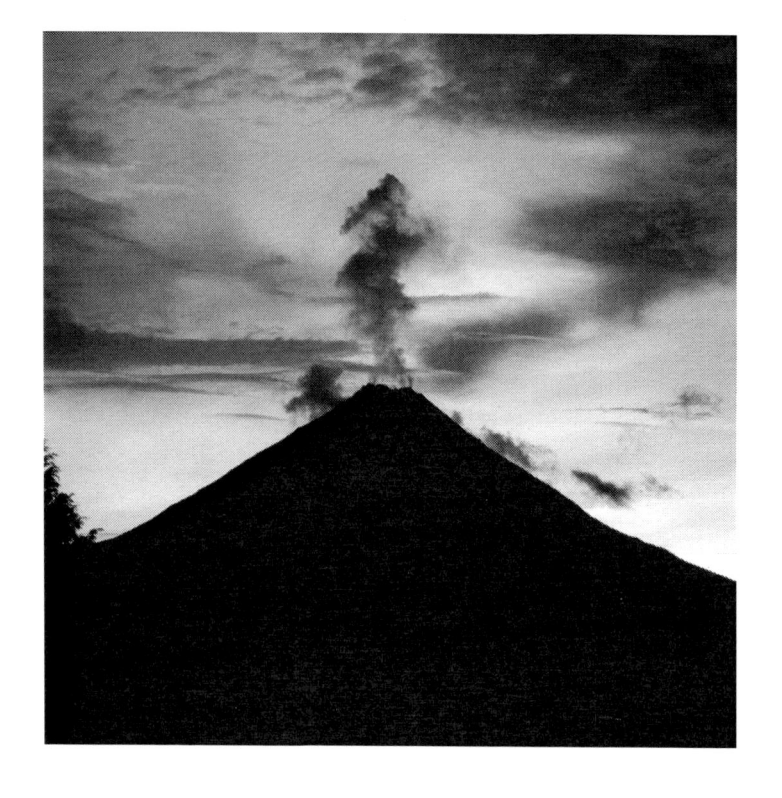

Costa Rica

Insekten & Co.	Nahrung/Wasser	Sonstige
Chagas-Krankheit	Brucellose	Tollwut
Dengue-Fieber	Cholera	
Enzephalitis	Durchfälle	
Filariosen	Helminthosen	
Leishmaniasis	Hepatitis A	
Malaria	Paragonimiasis	
	Typhus	

El Salvador

Insekten & Co.	Nahrung/Wasser	Sonstige
Chagas-Krankheit	Brucellose	Tollwut
Dengue-Fieber	Cholera	
Enzephalitis	Durchfälle	
Leishmaniasis	Helminthosen	
Malaria	Hepatitis A	
	Typhus	

Guatemala

Insekten & Co.	Nahrung/Wasser	Sonstige
Chagas-Krankheit	Brucellose	Tollwut
Dengue-Fieber	Cholera	
Enzephalitis	Durchfälle	
Leishmaniasis	Helminthosen	
Malaria	Hepatitis A	
	Typhus	

Honduras

Insekten & Co.	Nahrung/Wasser	Sonstige
Chagas-Krankheit	Brucellose	Tollwut
Dengue-Fieber	Cholera	
Enzephalitis	Durchfälle	
Leishmaniasis	Helminthosen	
Malaria	Hepatitis A	
	Paragonimiasis	
	Typhus	

Karibische Inseln

Insekten & Co.	Nahrung/Wasser	Sonstige
Dengue-Fieber	Durchfälle	Bilharziose
Fascioliasis	Hepatitis A	Tollwut
Filariosen		
Leishmaniasis		
Malaria		
Tularämie		

Mexiko

Insekten & Co.	Nahrung/Wasser	Sonstige
Chagas-Krankheit	Brucellose	Tollwut
Dengue-Fieber	Cholera	
Enzephalitis	Durchfälle	
Flussblindheit	Helminthosen	
Leishmaniasis	Hepatitis A	
Malaria	Typhus	

Nicaragua

Insekten & Co.	Nahrung/Wasser	Sonstige
Chagas-Krankheit	Brucellose	Tollwut
Dengue-Fieber	Cholera	
Enzephalitis	Durchfälle	
Leishmaniasis	Helminthosen	
Malaria	Hepatitis A	
	Typhus	

Panama

Insekten & Co.	Nahrung/Wasser	Sonstige
Chagas-Krankheit	Brucellose	Tollwut
Dengue-Fieber	Cholera	
Enzephalitis	Durchfälle	
Leishmaniasis	Helminthosen	
Malaria	Hepatitis A	
	Paragonimiasis	
	Typhus	

Tropisches Südamerika

Bolivien

Insekten & Co.	Nahrung/Wasser	Sonstige
Bartonellose	Amöbiasis	Hämorrhagische Fiebererkrankungen
Chagas-Krankheit	Brucellose	
Filariosen	Cholera	
Leishmaniasis	Durchfälle	Hepatitis B
Malaria	Helminthosen	Hepatitis D
Pest	Hepatitis A	Tollwut

Brasilien

Insekten & Co.	Nahrung/Wasser	Sonstige
Bartonellose	Amöbiasis	Bilharziose
Chagas-Krankheit	Brucellose	Hämorrhagische Fiebererkrankungen
Filariosen	Cholera	
Flussblindheit	Durchfälle	
Gelbfieber	Helminthosen	Hepatitis B
Leishmaniasis	Hepatitis A	Hepatitis D
Malaria		Tollwut
Pest		

Ecuador

Insekten & Co.	Nahrung/Wasser	Sonstige
Bartonellose	Amöbiasis	Hämorrhagische Fiebererkrankungen
Chagas-Krankheit	Brucellose	
Filariosen	Cholera	
Flussblindheit	Durchfälle	Hepatitis B
Gelbfieber	Helminthosen	Hepatitis D
Leishmaniasis	Hepatitis A	Tollwut
Malaria	Paragonimiasis	
Pest		

Französisch-Guayana

Insekten & Co.	Nahrung/Wasser	Sonstige
Chagas-Krankheit	Amöbiasis	Hämorrhagische Fiebererkrankungen
Filariosen	Brucellose	
Gelbfieber	Cholera	
Leishmaniasis	Durchfälle	Hepatitis B
Malaria	Helminthosen	Hepatitis D
	Hepatitis A	Tollwut

Guayana

Insekten & Co.	Nahrung/Wasser	Sonstige
Chagas-Krankheit	Amöbiasis	Hämorrhagische Fiebererkrankungen
Filariosen	Brucellose	
Gelbfieber	Durchfälle	
Leishmaniasis	Helminthosen	Hepatitis B
Malaria	Hepatitis A	Hepatitis D
		Tollwut

Kolumbien

Insekten & Co.	Nahrung/Wasser	Sonstige
Bartonellose	Amöbiasis	Hämorrhagische Fiebererkrankungen
Chagas-Krankheit	Brucellose	
Filariosen	Cholera	
Fleckfieber	Durchfälle	Hepatitis B
Gelbfieber	Helminthosen	Hepatitis D
Leishmaniasis	Hepatitis A	Tollwut
Malaria		

Paraguay

Insekten & Co.	Nahrung/Wasser	Sonstige
Bartonellose	Amöbiasis	Hämorrhagische Fiebererkrankungen
Chagas-Krankheit	Brucellose	
Filariosen	Durchfälle	
Gelbfieber	Helminthosen	Hepatitis B
Leishmaniasis	Hepatitis A	Hepatitis D
Malaria		Tollwut

Peru

Insekten & Co.	Nahrung/Wasser	Sonstige
Chagas-Krankheit	Amöbiasis	Hämorrhagische Fiebererkrankungen
Filariosen	Brucellose	
Fleckfieber	Cholera	
Gelbfieber	Durchfälle	Hepatitis B
Leishmaniasis	Echinokokkosen	Hepatitis D
Malaria	Helminthosen	Tollwut
Pest	Hepatitis A	
	Paragonimiasis	

Surinam

Insekten & Co.	Nahrung/Wasser	Sonstige
Chagas-Krankheit	Amöbiasis	Bilharziose
Filariosen	Brucellose	Hämorrhagische Fiebererkrankungen
Gelbfieber	Cholera	
Leishmaniasis	Durchfälle	
Malaria	Helminthosen	Hepatitis B
	Hepatitis A	Hepatitis D
		Tollwut

Venezuela

Insekten & Co.	Nahrung/Wasser	Sonstige
Chagas-Krankheit	Amöbiasis	Bilharziose
Filariosen	Brucellose	Hämorrhagische Fiebererkrankungen
Flussblindheit	Cholera	
Gelbfieber	Durchfälle	
Leishmaniasis	Helminthosen	Hepatitis B
Malaria	Hepatitis A	Hepatitis D
	Paragonimiasis	Tollwut

Subtropisches Südamerika

Argentinien

Insekten & Co.	Nahrung/Wasser	Sonstige
Chagas-Krankheit	Cholera	Hämorrhagisches Fieber
Leishmaniasis	Echinokokkose	Milzbrand
Malaria	Hepatitis A	Tollwut
	Salmonellosen	Trachom
	Typhus	

Chile

Insekten & Co.	Nahrung/Wasser	Sonstige
Chagas-Krankheit	Cholera	Milzbrand
	Echinokokkose	Tollwut
	Hepatitis A	
	Salmonellosen	
	Typhus	

Falkland-Inseln

Insekten & Co.	Nahrung/Wasser	Sonstige
Chagas-Krankheit	Cholera	Tollwut
	Echinokokkose	
	Hepatitis A	
	Salmonellosen	
	Typhus	

Uruguay

Insekten & Co.	Nahrung/Wasser	Sonstige
Chagas-Krankheit	Cholera	Milzbrand
	Echinokokkose	Tollwut
	Hepatitis A	
	Salmonellosen	
	Typhus	

Asien

Ostasien

China

Insekten & Co.	Nahrung/Wasser	Sonstige
Buschfleckfieber	Brucellose	Bilharziose
Dengue-Fieber	Clonorchiasis	Hepatitis B
Filariosen	Durchfälle	Leptospirosen
Fleckfieber	Fasciolopsiasis	Polio
Hämorrhagische Fiebererkrankungen	Hepatitis A	Trachom
Japanische Enzephalitis	Hepatitis E	
Leishmaniasis	Paragonimiasis	
Malaria		
Pest		

Korea (Demokratische Volksrepublik)

Insekten & Co.	Nahrung/Wasser	Sonstige
Dengue-Fieber	Clonorchiasis	Hepatitis B
Filariosen	Durchfälle	
Hämorrhagische Fiebererkrankungen	Hepatitis A	
Japanische Enzephalitis		

Korea (Republik)

Insekten & Co.	Nahrung/Wasser	Sonstige
Buschfleckfieber	Clonorchiasis	Hepatitis B
Dengue-Fieber	Durchfälle	
Filariosen	Hepatitis A	
Fleckfieber	Paragonimiasis	

Hämorrhagische
 Fiebererkrankun-
 gen
Japanische Enze-
 phalitis

Hongkong

Insekten & Co.	*Nahrung/Wasser*	*Sonstige*
Dengue-Fieber	Clonorchiasis	Hepatitis B
Filariosen	Durchfälle	
Fleckfieber	Hepatitis A	
Hämorrhagische Fiebererkrankungen		
Japanische Enzephalitis		

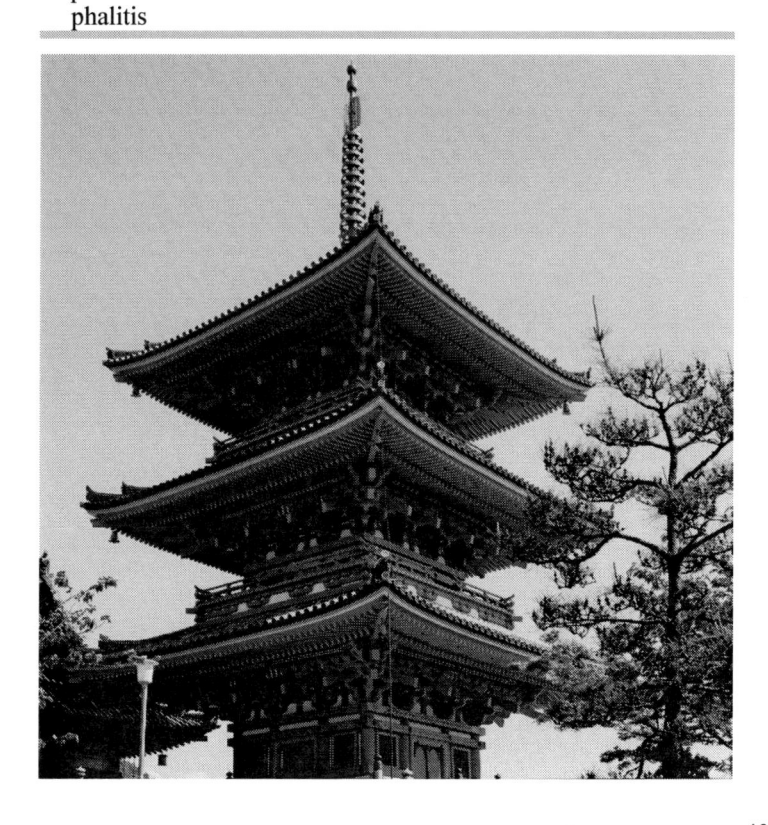

Japan

Insekten & Co.	Nahrung/Wasser	Sonstige
Buschfleckfieber	Clonorchiasis	Hepatitis B
Dengue-Fieber	Durchfälle	
Filariosen	Hepatitis A	
Fleckfieber	Paragonimiasis	
Hämorrhagische Fiebererkrankungen		
Japanische Enzephalitis		

Macau

Insekten & Co.	Nahrung/Wasser	Sonstige
Dengue-Fieber	Clonorchiasis	Hepatitis B
Filariosen	Durchfälle	
Fleckfieber	Hepatitis A	
Hämorrhagische Fiebererkrankungen	Paragonimiasis	
Japanische Enzephalitis		

Mongolei

Insekten & Co.	Nahrung/Wasser	Sonstige
Dengue-Fieber	Clonorchiasis	Hepatitis B
Filariosen	Durchfälle	
Fleckfieber	Hepatitis A	
Hämorrhagische Fiebererkrankungen		
Japanische Enzephalitis		

Südostasien

Brunei Darussalam

Insekten & Co.	Nahrung/Wasser	Sonstige
Dengue-Fieber	Cholera	Hepatitis B
Filariosen	Durchfälle	
Fleckfieber	Fasciolopsiasis	
Japanische Enzephalitis	Helminthosen	
	Hepatitis A	
	Hepatitis E	
	Melioidose	

Indonesien

Insekten & Co.	Nahrung/Wasser	Sonstige
Filariosen	Cholera	Bilharziose
Fleckfieber	Durchfälle	Hepatitis B
Malaria	Fasciolopsiasis	Polio
	Helminthosen	Tollwut
	Hepatitis A	Trachom
	Hepatitis E	
	Melioidose	

Kambodscha

Insekten & Co.	Nahrung/Wasser	Sonstige
Dengue-Fieber	Cholera	Hepatitis B
Filariosen	Clonorchiasis	Polio
Japanische Enzephalitis	Durchfälle	Tollwut
Malaria	Fasciolopsiasis	
	Helminthosen	
	Hepatitis A	
	Hepatitis E	
	Melioidose	
	Opisthorchiasis	

Laos

Insekten & Co.	Nahrung/Wasser	Sonstige
Dengue-Fieber	Cholera	Hepatitis B
Filariosen	Clonorchiasis	Polio
Japanische Enze-	Durchfälle	Tollwut
phalitis	Fasciolopsiasis	
Malaria	Helminthosen	
	Hepatitis A	
	Hepatitis E	
	Melioidose	
	Opisthorchiasis	

Malaysia

Insekten & Co.	Nahrung/Wasser	Sonstige
Dengue-Fieber	Cholera	Hepatitis B
Filariosen	Durchfälle	Tollwut
Fleckfieber	Fasciolopsiasis	
Japanische Enze-	Helminthosen	
phalitis	Hepatitis A	
Malaria	Hepatitis E	
	Melioidose	

Myanmar

Insekten & Co.	Nahrung/Wasser	Sonstige
Dengue-Fieber	Cholera	Hepatitis B
Filariosen	Durchfälle	Polio
Fleckfieber	Fasciolopsiasis	Tollwut
Japanische Enze-	Helminthosen	Trachom
phalitis	Hepatitis A	
Malaria	Hepatitis E	
Pest	Melioidose	

Philippinen

Insekten & Co.	Nahrung/Wasser	Sonstige
Dengue-Fieber	Cholera	Bilharziose
Filariosen	Durchfälle	Hepatitis B
Fleckfieber	Fasciolopsiasis	Polio
Japanische Enze-	Helminthosen	Tollwut
phalitis	Hepatitis A	
Malaria	Hepatitis E	
	Melioidose	
	Opisthorchiasis	

Singapur

Insekten & Co.	Nahrung/Wasser	Sonstige
Dengue-Fieber	Cholera	Hepatitis B
Filariosen	Durchfälle	Tollwut
Fleckfieber	Fasciolopsiasis	
Japanische Enze-	Helminthosen	
phalitis	Hepatitis A	
	Hepatitis E	
	Melioidose	

Thailand

Insekten & Co.	Nahrung/Wasser	Sonstige
Dengue-Fieber	Cholera	Hepatitis B
Filariosen	Durchfälle	Polio
Fleckfieber	Fasciolopsiasis	SARS?
Japanische Enze-	Helminthosen	Tollwut
phalitis	Hepatitis A	Trachom
Malaria	Hepatitis E	
	Melioidose	
	Opisthorchiasis	

Vietnam

Insekten & Co.	Nahrung/Wasser	Sonstige
Dengue-Fieber	Cholera	Bilharziose
Filariosen	Durchfälle	Hepatitis B
Fleckfieber	Fasciolopsiasis	Polio
Japanische Enze-	Helminthosen	Tollwut
phalitis	Hepatitis A	Trachom
Malaria	Hepatitis E	
Pest	Melioidose	

Zentralasien

Afghanistan

Insekten & Co.	Nahrung/Wasser	Sonstige
Krim-Kongo-Fieber	Brucellose	Bilharziose
Leishmaniasis	Cholera	Hepatitis B
Malaria	Durchfälle	Polio
Sandmückenfieber	Echinokokkose	Tollwut
	Helminthosen	Trachom
	Hepatitis A	
	Hepatitis E	
	Typhus	

Bangladesch

Insekten & Co.	Nahrung/Wasser	Sonstige
Dengue-Fieber	Brucellose	Bilharziose
Filariosen	Cholera	Hepatitis B
Japanische Enze-	Durchfälle	Polio
phalitis	Echinokokkose	Tollwut
Leishmaniasis	Helminthosen	
Malaria	Hepatitis A	
Sandmückenfieber	Hepatitis E	
	Typhus	

Bhutan

Insekten & Co.	Nahrung/Wasser	Sonstige
Japanische Enze-	Brucellose	Bilharziose
phalitis	Cholera	Hepatitis B
Malaria	Durchfälle	Polio
Sandmückenfieber	Echinokokkose	Tollwut
	Helminthosen	
	Hepatitis A	
	Hepatitis E	
	Typhus	

Indien

Insekten & Co.	Nahrung/Wasser	Sonstige
Dengue-Fieber	Brucellose	Bilharziose
Filariosen	Cholera	Hepatitis B
Japanische Enze-phalitis	DracunculoseDurchfälle	Meningokokken-Meningitis
HämorrhagischeFiebererkrankun-gen	EchinokokkoseHelminthosenHepatitis A	PolioTollwutTrachom
Leishmaniasis	Hepatitis E	
Malaria	Typhus	
Sandmückenfieber		

Iran

Insekten & Co.	Nahrung/Wasser	Sonstige
Krim-Kongo-Fieber	Brucellose	Bilharziose
Leishmaniasis	Cholera	Hepatitis B
Malaria	Durchfälle	Polio
Sandmückenfieber	Echinokokkose	Tollwut
	Helminthosen	Trachom
	Hepatitis A	
	Hepatitis E	
	Lambliasis	
	Typhus	

Malediven

Insekten & Co.	Nahrung/Wasser	Sonstige
Sandmückenfieber	Cholera	Hepatitis B
	Durchfälle	
	Helminthosen	
	Hepatitis A	
	Hepatitis E	
	Typhus	

Nepal

Insekten & Co.	Nahrung/Wasser	Sonstige
Japanische Enzephalitis	Brucellose	Bilharziose
Leishmaniasis	Cholera	Hepatitis B
Malaria	Durchfälle	Meningokokken-Meningitis
Sandmückenfieber	Echinokokkose	Polio
	Helminthosen	Tollwut
	Hepatitis A	Trachom
	Hepatitis E	
	Typhus	

Pakistan

Insekten & Co.	Nahrung/Wasser	Sonstige
Dengue-Fieber	Brucellose	Bilharziose
Hämorrhagische Fiebererkrankungen	Cholera	Hepatitis B
	Dracunculose	Polio
Krim-Kongo-Fieber	Durchfälle	Tollwut
Leishmaniasis	Echinokokkose	Trachom
Malaria	Helminthosen	
Sandmückenfieber	Hepatitis A	
	Hepatitis E	
	Typhus	

Sri Lanka

Insekten & Co.	Nahrung/Wasser	Sonstige
Japanische Enzephalitis	Brucellose	Bilharziose
Dengue-Fieber	Cholera	Hepatitis B
Filariosen	Durchfälle	Polio
Malaria	Echinokokkose	Tollwut
Sandmückenfieber	Helminthosen	
	Hepatitis A	
	Hepatitis E	
	Typhus	

Südwestasien

Bahrain

Insekten & Co.	Nahrung/Wasser	Sonstige
Fleckfieber	Brucellose	Hepatitis B
Leishmaniasis	Durchfälle	Polio
Rückfallfieber	Echinokokkose	Tollwut
	Hepatitis A	
	Typhus	

Irak

Insekten & Co.	Nahrung/Wasser	Sonstige
Fleckfieber	Brucellose	Bilharziose
Leishmaniasis	Cholera	Hepatitis B
Krim-Kongo-Fieber	Durchfälle	Polio
Malaria	Echinokokkose	Tollwut
Rückfallfieber	Hepatitis A	
	Typhus	

Israel

Insekten & Co.	Nahrung/Wasser	Sonstige
Leishmaniasis	Brucellose	Hepatitis B
	Durchfälle	Polio
	Echinokokkose	Tollwut
	Hepatitis A	
	Typhus	

Jemen

Insekten & Co.	Nahrung/Wasser	Sonstige
Fleckfieber	Brucellose	Bilharziose
Leishmaniasis	Durchfälle	Hepatitis B
Malaria	Echinokokkose	Polio
Onchozerkose	Hepatitis A	Tollwut
Rückfallfieber	Typhus	

Jordanien

Insekten & Co.	Nahrung/Wasser	Sonstige
Fleckfieber	Brucellose	Hepatitis B
Leishmaniasis	Durchfälle	Polio

Rückfallfieber	Echinokokkose Hepatitis A Typhus	Tollwut

Katar

Insekten & Co.	Nahrung/Wasser	Sonstige
Fleckfieber	Brucellose	Hepatitis B
Leishmaniasis	Durchfälle	Polio
Rückfallfieber	Echinokokkose Hepatitis A Typhus	Tollwut

Kuwait

Insekten & Co.	Nahrung/Wasser	Sonstige
Fleckfieber	Brucellose	Hepatitis B
Leishmaniasis	Durchfälle	Polio
Rückfallfieber	Echinokokkose Hepatitis A Typhus	Tollwut

Libanon

Insekten & Co.	Nahrung/Wasser	Sonstige
Fleckfieber	Brucellose	Hepatitis B
Leishmaniasis	Durchfälle	Polio
Rückfallfieber	Echinokokkose Hepatitis A Typhus	Tollwut

Oman

Insekten & Co.	Nahrung/Wasser	Sonstige
Fleckfieber	Brucellose	Hepatitis B
Leishmaniasis	Durchfälle	Polio
Malaria	Echinokokkose	Tollwut
Rückfallfieber	Hepatitis A Typhus	

Saudi-Arabien

Insekten & Co.	Nahrung/Wasser	Sonstige
Fleckfieber	Brucellose	Bilharziose
Leishmaniasis	Durchfälle	Hepatitis B
Malaria	Echinokokkose	Meningokokken-
Rückfallfieber	Hepatitis A	Meningitis
	Typhus	Polio
		Tollwut

Syrien

Insekten & Co.	Nahrung/Wasser	Sonstige
Fleckfieber	Brucellose	Bilharziose
Leishmaniasis	Durchfälle	Hepatitis B
Malaria	Echinokokkose	Polio
Rückfallfieber	Hepatitis A	Tollwut
	Typhus	

Türkei

Insekten & Co.	Nahrung/Wasser	Sonstige
Fleckfieber	Brucellose	Hepatitis B
Leishmaniasis	Durchfälle	Polio
Malaria	Echinokokkose	Tollwut
Rückfallfieber	Hepatitis A	
	Typhus	

Vereinigte Arabische Emirate

Insekten & Co.	Nahrung/Wasser	Sonstige
Fleckfieber	Brucellose	Bilharziose
Leishmaniasis	Durchfälle	Hepatitis B
Malaria	Echinokokkose	Polio
Rückfallfieber	Hepatitis A	Tollwut
	Typhus	

Europa

Nordeuropa

Belgien

Insekten & Co.	Nahrung/Wasser	Sonstige
FSME		Tollwut
Lyme-Borreliose		

Dänemark (mit Färöer-Inseln)

Insekten & Co.	Nahrung/Wasser	Sonstige
FSME		Tollwut
Lyme-Borreliose		
Meningokokken-Meningitis W135		

Deutschland

Insekten & Co.	Nahrung/Wasser	Sonstige
FSME		Tollwut
Lyme-Borreliose		

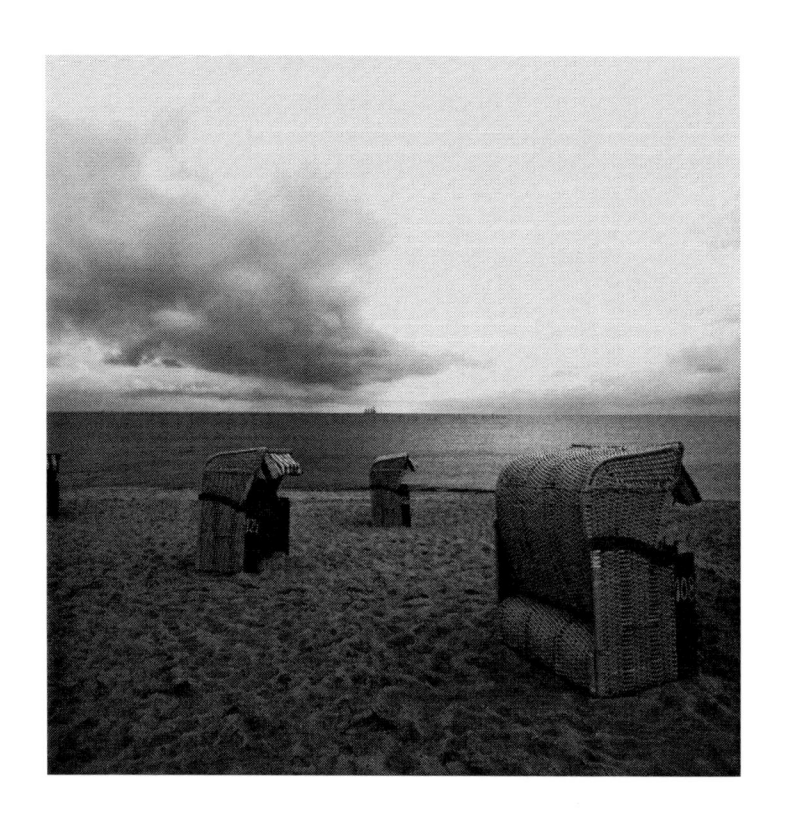

Finnland

Insekten & Co.	*Nahrung/Wasser*	*Sonstige*
FSME		
Lyme-Borreliose		

Irland

Insekten & Co.	*Nahrung/Wasser*	*Sonstige*
FSME		
Lyme-Borreliose		

Großbritannien

Insekten & Co.	Nahrung/Wasser	Sonstige
FSME		Tollwut
Lyme-Borreliose		

GUS

Insekten & Co.	Nahrung/Wasser	Sonstige
Fleckfieber		Diphtherie
FSME		Hepatitis A
Krim-Kongo-Fieber		Tollwut
Leishmaniasis		
Lyme-Borreliose		
Malaria		

Island

Insekten & Co.	Nahrung/Wasser	Sonstige
FSME		
Lyme-Borreliose		

Luxemburg

Insekten & Co.	Nahrung/Wasser	Sonstige
FMSE		Tollwut
Lyme-Borreliose		

Niederlande

Insekten & Co.	Nahrung/Wasser	Sonstige
FSME		Tollwut
Lyme-Borreliose		

Norwegen

Insekten & Co.	Nahrung/Wasser	Sonstige
FSME		
Lyme-Borreliose		

Polen

Insekten & Co.	Nahrung/Wasser	Sonstige
FSME		Hepatitis A
Lyme-Borreliose		Tollwut

Schweden

Insekten & Co.	Nahrung/Wasser	Sonstige
FSME		
Lyme-Borreliose		

Slowakische Republik

Insekten & Co.	Nahrung/Wasser	Sonstige
FSME		Hepatitis A
Lyme-Borreliose		Tollwut

Tschechien

Insekten & Co.	Nahrung/Wasser	Sonstige
FSME		Hepatitis A
Krim-Kongo-Fieber		Tollwut
Lyme-Borreliose		

Südeuropa

Albanien

Insekten & Co.	Nahrung/Wasser	Sonstige
FSME		Hepatitis A
Krim-Kongo Fieber		Tollwut
Lyme-Borreliose		

Andorra

Insekten & Co.	Nahrung/Wasser	Sonstige
FSME		Tollwut
Lyme-Borreliose		

Bulgarien

Insekten & Co.	Nahrung/Wasser	Sonstige
FSME		Hepatitis A
Lyme-Borreliose		Tollwut

Bosnien-Herzegowina

Insekten & Co.	Nahrung/Wasser	Sonstige
FSME		Hepatitis A
Lyme-Borreliose		Tollwut

Frankreich

Insekten & Co.	Nahrung/Wasser	Sonstige
FSME		Tollwut
Lyme-Borreliose		

Gibraltar

Insekten & Co.	Nahrung/Wasser	Sonstige
FSME		
Lyme-Borreliose		

Griechenland

Insekten & Co.	Nahrung/Wasser	Sonstige
FSME		Tollwut
Lyme-Borreliose		

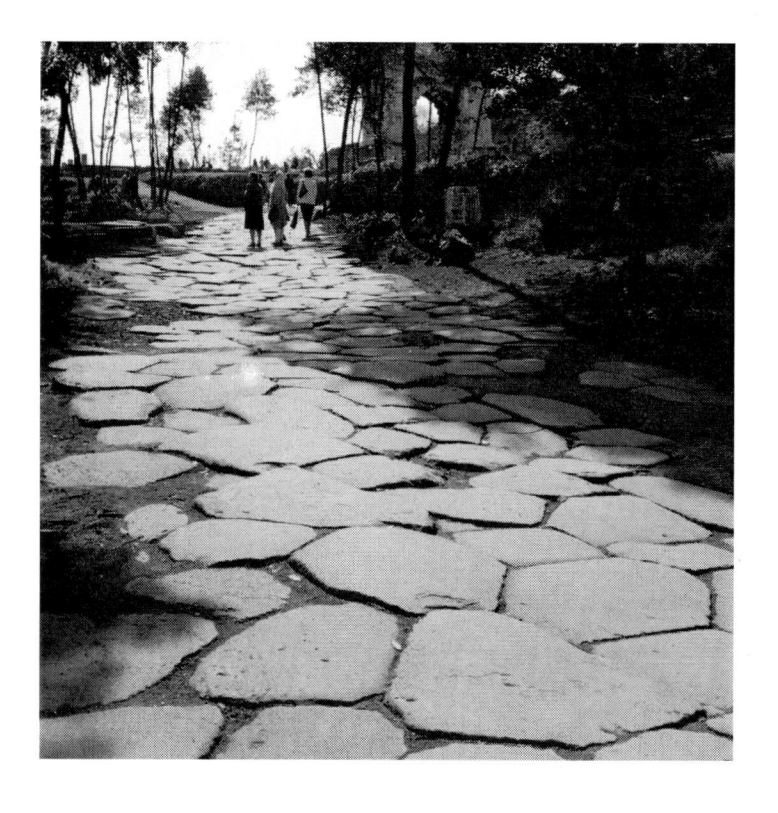

Italien

Insekten & Co.	Nahrung/Wasser	Sonstige
FSME		Tollwut
Lyme-Borreliose		

Jugoslawien

Insekten & Co.	Nahrung/Wasser	Sonstige
FSME		Hepatitis A
Krim-Kongo-Fieber		Tollwut
Lyme-Borreliose		

Kroatien

Insekten & Co.	Nahrung/Wasser	Sonstige
FSME		Hepatitis A
Lyme-Borreliose		Tollwut

Liechtenstein

Insekten & Co.	Nahrung/Wasser	Sonstige
FSME		Tollwut
Lyme-Borreliose		

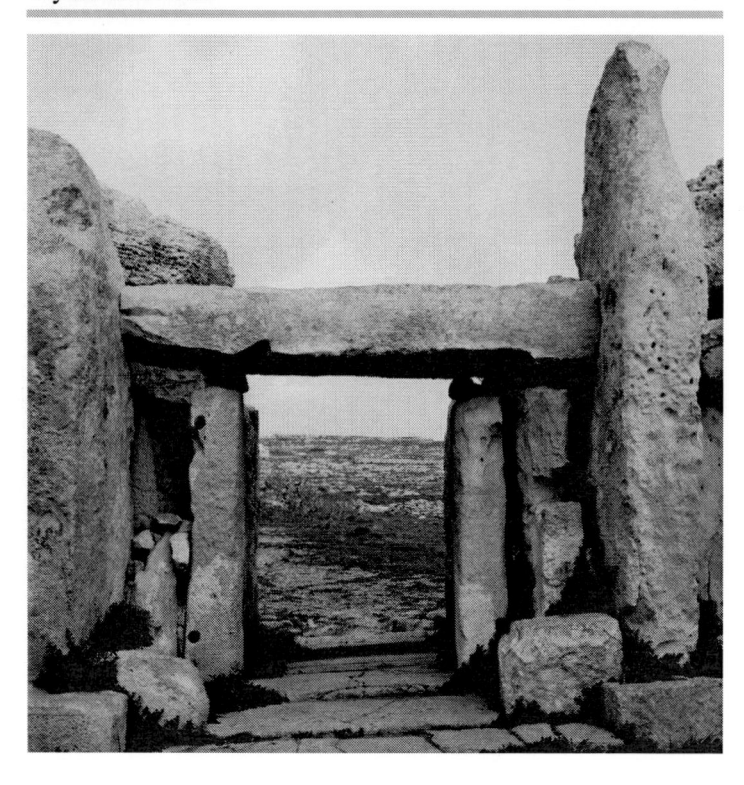

Malta

Insekten & Co.	Nahrung/Wasser	Sonstige
FSME		
Lyme-Borreliose		

Monaco

Insekten & Co.	Nahrung/Wasser	Sonstige
FSME		
Lyme-Borreliose		

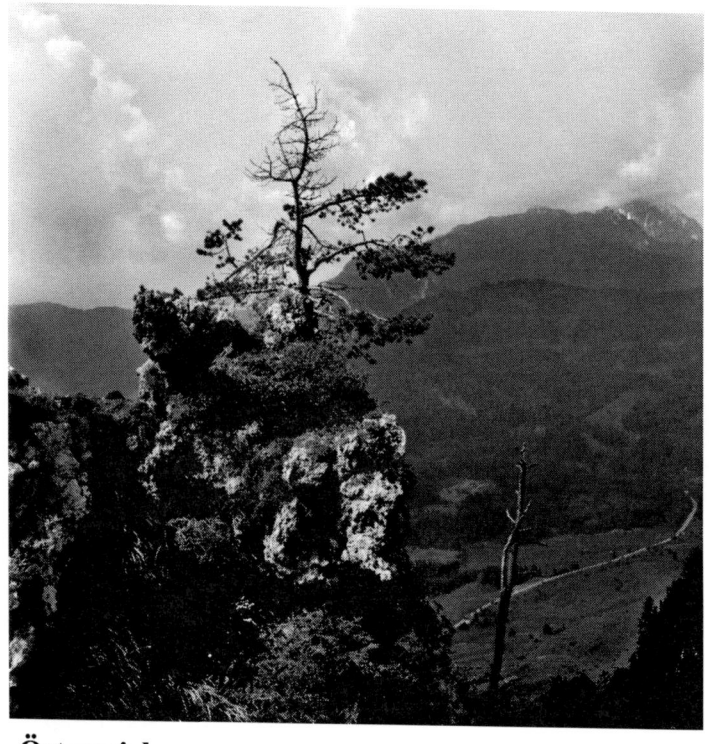

Österreich

Insekten & Co.	Nahrung/Wasser	Sonstige
FSME		Tollwut
Lyme-Borreliose		

Portugal (mit Azoren und Madeira)

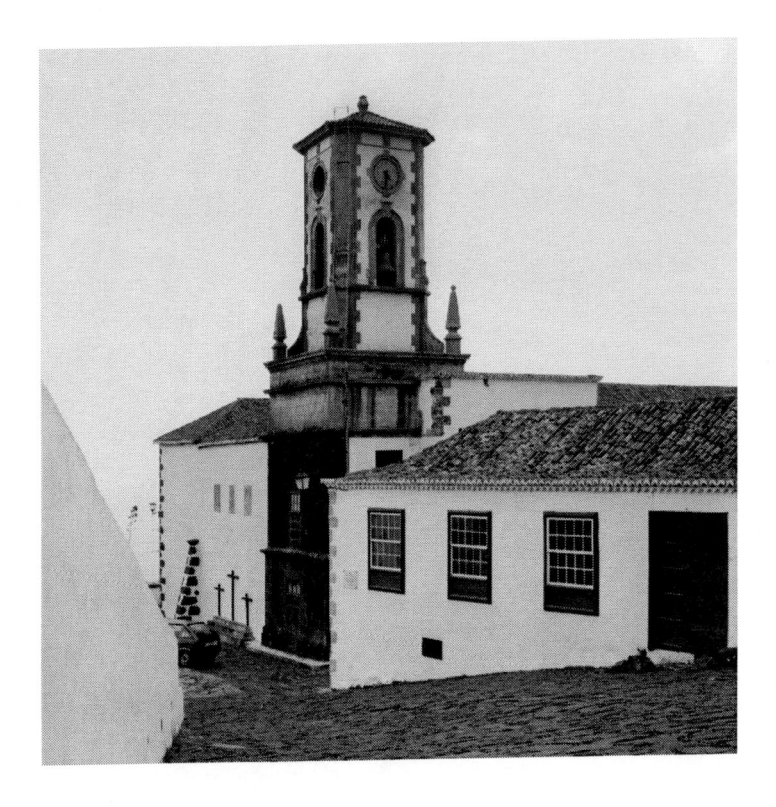

Insekten & Co.	Nahrung/Wasser	Sonstige
FSME		
Lyme-Borreliose		

Rumänien

Insekten & Co.	Nahrung/Wasser	Sonstige
FSME		Hepatitis A
Lyme-Borreliose		Tollwut

San Marino

Insekten & Co.	Nahrung/Wasser	Sonstige
FSME		Tollwut
Lyme-Borreliose		

Schweiz

Insekten & Co.	Nahrung/Wasser	Sonstige
FSME		Tollwut
Lyme-Borreliose		

Slowenien

Insekten & Co.	Nahrung/Wasser	Sonstige
FSME		Hepatitis A
Lyme-Borreliose		Tollwut

Spanien (mit Kanaren)

Insekten & Co.	Nahrung/Wasser	Sonstige
FSME		Tollwut
Lyme-Borreliose		

Ungarn

Insekten & Co.	Nahrung/Wasser	Sonstige
FSME		Hepatitis A
Lyme-Borreliose		Tollwut

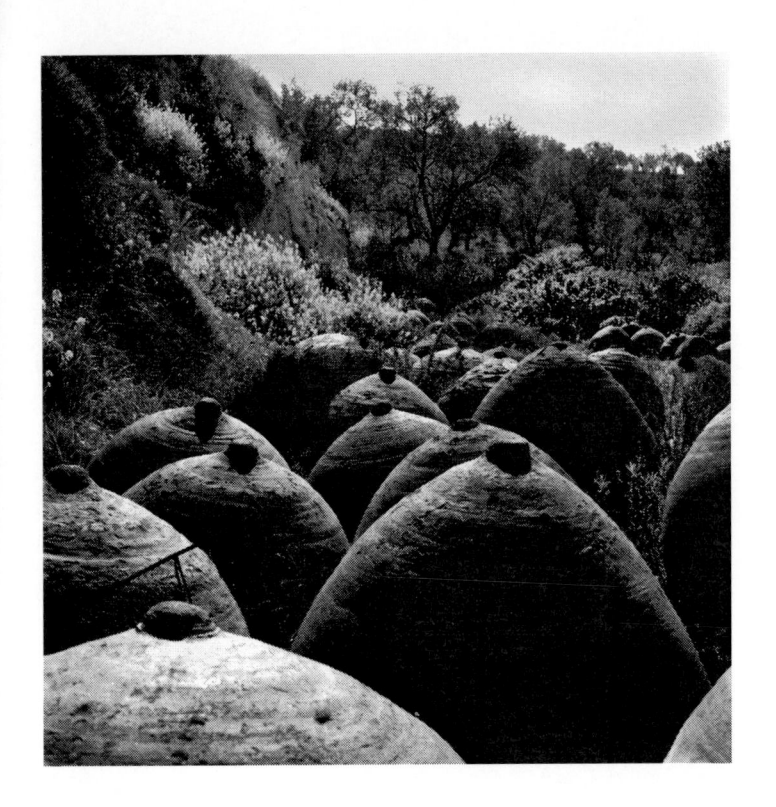

Zypern

Insekten & Co.	Nahrung/Wasser	Sonstige
Leishmaniasis	Brucellose	Hepatitis B
	Durchfälle	Tollwut
	Echinokokkose	
	Hepatitis A	
	Typhus	

Ozeanien

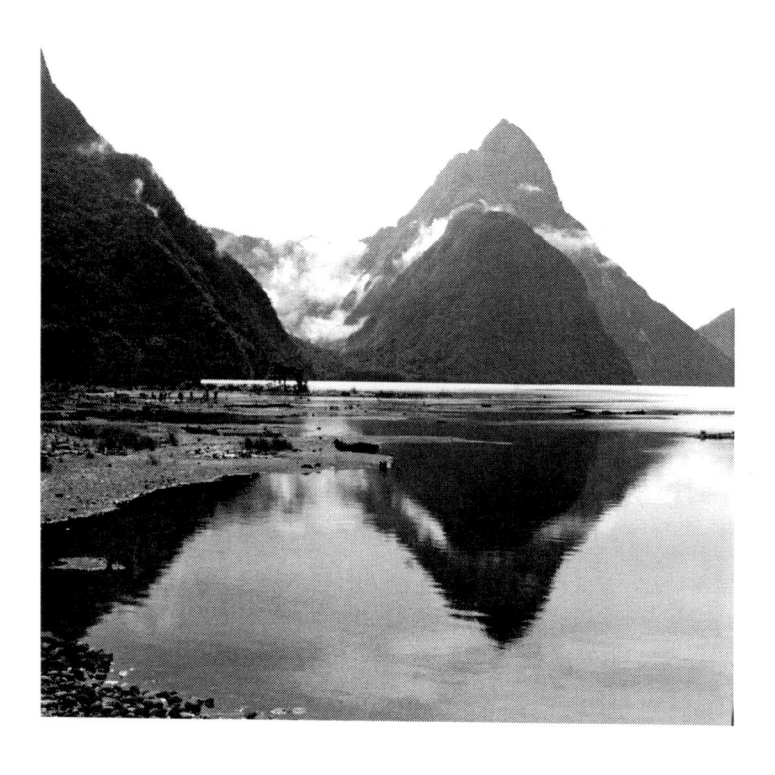

Australien

Insekten & Co.	*Nahrung/Wasser*	*Sonstige*
Borreliose	Darmerkrankungen	
Dengue-Fieber	Hirnhautentzündung	
Epidemische Poly- arthritis		

Melanesien, Mikronesien-Polynesien

Insekten & Co.	Nahrung/Wasser	Sonstige
Dengue-Fieber	Durchfälle	Hepatitis B
Filariosen	Helminthosen	Polio
Fleckfieber	Typhus	Trachom
Malaria		

Neuseeland

Insekten & Co.	Nahrung/Wasser	Sonstige
	Diphtherie	Algenblüte
	Hepatitis A	Hepatitis B
	Masern	
	Tetanus	

Erkrankungen

EINLEITUNG

In diesem Kapitel sind etwa 60 Erkrankungen zusammengestellt, die auf Reisen eine Rolle spielen können. Die meisten davon sind Exoten, mit denen man normalerweise kaum konfrontiert werden wird. Einige sind jedoch sehr wichtig, weil sie eine erhebliche potentielle Gefährdung – auch des Normalreisenden – darstellen.

Die mögliche Gefährdung durch eine Infektionskrankheit hängt hauptsächlich von folgenden Bedingungen ab:

- Reisekontinent und Reiseland (siehe vorhergehendes Kapitel)
- Art der Reise (Abenteuerreise, Pauschalreise) und Art der Unterkunft (Hotels, Lodges, Wohnmobil, Zelt)
- Alter und gesundheitliche Verfassung des Reisenden (chronische Erkrankungen, z.b. Diabetes)
- Persönliche Gewohnheiten (Hygieneverhalten, Essgewohnheiten, Genussmittel)

Art der Reise und der Unterkunft

Es ist klar, dass es erhebliche Unterschiede bei gesundheitlichen Risiken geben kann zwischen einer Reise mit Unterbringung im Luxushotel und einer Abenteuerreise mit Zelt. Beim Camping ist man zwangsläufig näher an der Natur und damit auch an möglichen Infektionsquellen. Campingreisende sind oft naturverbunden; sie wandern oder bergsteigen, sie sitzen abends am offenen Feuer. Hier spielen z.B. Schutzmaßnahmen vor Insektenstichen eine viel größere Rolle, als bei der Hotelunterbringung. Dafür kann die Eigenversorgung mit Lebensmitteln eine höhere Sicherheit bieten, wenn man Grundregeln der Hygiene beachtet, als wenn man z.B. auf Busrundreisen auf die Verpflegung in möglicherweise hygienisch eher zweifelhaften Restaurants angewiesen ist. Hier sollte man sich immer auf seine Intuition verlassen und niemals ein Essen zu sich nehmen, das einem nicht einwandfrei vorkommt – sei es, dass der Salat schon relativ schlapp aussieht oder die Spaghetti nur lauwarm sind. Gegen allzu großes Magenknurren helfen dann besser einige trockene Kekse, die sich als Notverpflegung schon oft bewährt haben.

Über den Hygienestandard in Reiseunterkünften gibt oft schon der Reiseveranstalter Auskunft. Man erhält auch Informationen, ob im Zielland gefahrlos Leitungswasser getrunken werden kann. Ist das nicht der Fall, wird man entsprechende Vorkehrungen treffen müssen (z.b. vorsorglich Wasserentkeimungstabletten mitnehmen) und seine Verhaltensweisen anpassen, also kein Leitungswasser, sondern nur Wasser aus unbenutzten Flaschen trinken und dies auch zum Zähneputzen verwenden.

Alter und gesundheitliche Verfassung

Ältere Menschen sind oft weniger belastbar für die Anstrengungen einer Reise. Das gilt besonders für Fernreisen mit Langstreckenflügen. Ein hoher Prozentsatz der Älteren leidet an Erkrankungen des Herz-Kreislaufsystems bzw. der Blutgefäße. Die Thrombosegefahr ist z.b. bei über 60-Jährigen grundsätzlich erhöht. Kommen noch andere Risikofaktoren hinzu, wie etwa Diabetes, Übergewicht und Rauchen, sollte die Auswahl des Reiseziels sorgfältig bedacht und mit dem Arzt abgesprochen werden.

Um ein Beispiel zu nennen: Bei Langstreckenflügen ist das Thrombose-Risiko, also die Gefahr, dass sich in den großen Blutgefäßen der Beine Gerinnsel bilden, für Ältere mit Risikofaktoren stark erhöht. Das liegt am langen Sitzen, der trockenen Luft in der Kabine und der meist zu geringen Flüssigkeitszufuhr. Wenn getrunken wird, dann häufig alkoholische Getränke, die man aber gerade meiden sollte. Je nach persönlichem Risiko empfehlen Mediziner daher, einer möglichen Thrombose vorzubeugen durch ausreichendes Trinken, häufiges Umhergehen oder Bewegungsübungen, Verwendung von Stützstrümpfen oder – bei Vorliegen mehrerer Risikofaktoren – gar eine medikamentöse Thrombose-Vorsorge durch Heparininjektionen. Solche Dinge sollten vor Reiseantritt mit dem Hausarzt besprochen werden.

Einige Reiseziele sind für Kleinkinder nicht geeignet. Das kann daran liegen, dass z.b. eine Malariaprophylaxe erforderlich ist und diese Medikamente bei Kindern nicht angewendet werden dürfen, oder dass eine Krankheit bei Kindern in der Regel einen schwereren Verlauf nimmt. Ähnliches gilt auch für Schwangere. Bei einigen der Malariamedikamente muss für die Dauer der Einnahme eine sichere Schwangerschaftsverhütung gewährleistet sein.

Persönliche Gewohnheiten

Fans von frischem Obst, knackigen Salaten oder rohen Muscheln (Austern) sollten besonders bei Fernreisen in Länder mit reduzierten Hygienestandards folgenden Leitsatz beherzigen „Peel it, cook it – or forget it" („Schäl es, koch es oder vergiss es"). In manchen Ländern werden Meeresfrüchte in der Nähe von Flussmündungen gesammelt, wo sich z.B. in Muscheln Giftstoffe und Krankheitserreger ansammeln. Außerdem sind die Tiere oft durch Parasiten verseucht, die aus den in den Fluss eingeleiteten Fäkalien stammen. Vorsicht ist diesbezüglich besonders in einigen Ländern des südlichen Afrika und Asiens geboten.

Wasser aus offenen Gewässern sollte man nicht ohne Not und ohne Entkeimungsmaßnahmen (Abkochen, Filtern) trinken. Das gilt selbst für einheimische Gewässer und Quellen.

Barfußlaufen ist in einigen Ländern z.B. wegen der dort vorkommenden Sandflöhe nicht angeraten. Ein lauschiger Campingabend unter freiem Himmel ist ohne ausreichenden Mückenschutz fahrlässig. Und wenn es einem denn für Maßnahme Nummer eins, nämlich langärmliges Hemd, lange Hose und Socken (!) zu warm ist: Wenigstens gründlich alle unbedeckten Hautpartien mit Mückenschutz behandeln und dies nach 2-3 Stunden wiederholen.

Niemals sollte an Grashalmen und anderen Pflanzenstengeln gekaut werden (Infektionsgefahr durch Leberegel).

Unter Campingreisenden nimmt in der Regel die Schmutztoleranz zu. In abgelegenen Gegenden ist oft der Wasservorrat knapp, so dass man auf die tägliche Dusche verzichten muss. Dennoch: Zum Händewaschen vor dem Essen sollte das Wasser immer reichen, denn über mit Tierexkrementen verschmutzten Staub kann man sich leicht infizieren. Und das gilt nicht nur bei der Nahrungsaufnahme, sondern auch für die Augen: Niemals mit schmutzigen Händen in den Augen reiben!

INHALTSÜBERSICHT ERKRANKUNGEN

AIDS (acquired immunodeficiency syndrome = Erworbene Immunschwäche) 75
Afrikanische Trypanosomiasis: s. Schlafkrankheit 76
Algenblüte (Red tide) 76
Amerikanische Trypanosomiasis: s. Chagas-Krankheit 77
Amöbiasis 77
Ancylostomiasis: s. Hakenwurmkrankheit 77
Anthrax: s. Milzbrand 77
Argentinisches hämorrhagisches Fieber 77
Aussatz: s. Lepra 78
Badedermatitis (Zerkariendermatitis, swimmers itch) 78
Balkangrippe: s. Q-Fieber 78
Bandwurm (Cysticercose, Diphyllobothriasis, Echinokokkose, Taeniasis) 78
Bartonellose (Carrion'sche Krankheit, Oroya-Fieber) 79
Bilharziose (Schistosomiasis) 79
Brucellose 80
BSE (Bovine spongiforme Enzephalopathie - Rind; Creutzfeldt-Jakob-Krankheit, neue Variante – Mensch) 80
Chagas-Krankheit (Amerikanische Trypanosomiasis) 80
Chikungunya 81
Cholera 81
Clonorchiasis: s. Kleiner Leberegel 82
Cysticercose: s. Bandwurm 83
Dengue-Fieber (Siebentagefieber) 83
Diphtherie 83
Diphyllobothriasis 84
Donovanosis 85
Dracunculose (Dracunculiasis, Medinawurm, Guineawurm) 85
Ebola-Fieber 85
Echinokokkose 86
EHEC-Infektionen (Enterohämorrhagische Escherichia coli-Infektionen) 86
Enterobiasis (Madenwurm, Oxyuriasis) 87

Epidemische Polyarthritis (Polyarthritis epidemica, Ross-River-
    Disease) 87
Fasciolose (Fascioliasis, Großer Leberegel) 87
Fasciolopsiasis (Darmegelkrankheit, Riesendarmegel) 88
Feldnephritis: s. Hanta Virusinfektion 88
Felsengebirgsfieber: s. Rocky Mountain Spotted Fever 88
Filariose, lymphatische (Wuchereria, Brugia) 89
Friegsnephritis: s. Hanta Virusinfektion 89
Frühsommer-Meningoenzephalitis: s. FSME 89
FSME (Frühsommer-Meningoenzephalitis, europäisches
    Zeckenbiss-Fieber) 90
Gelbfieber 91
Giardiasis: s. Lambliasis 92
Gonorrhoe (Tripper) 92
Großer Leberegel: s. Fasciolose 93
Guineawurm: s. Dracunculose 93
Hakenwurmkrankheit (Ancylostomiasis) 93
Hämorrhagisches Fieber mit renalem Syndrom (HFRS):
    s. Hanta Virusinfektion 93
Hanta Virusinfektion (Hämorrhagisches Fieber mit renalem
    Syndrom (HFRS), Koreanisches hämorrhagisches Fieber,
    Friegsnephritis, Feldnephritis) 94
Hepatitis A (epidemische Virushepatitis) 94
Hepatitis B 95
Hepatitis C 96
Hepatitis D 97
Hepatitis E 97
Japanische Enzephalitis 98
Kaninchenfieber s. Tularämie 99
Kinderlähmung: s. Polio 99
Kleiner Leberegel (Clonorchiasis, Opisthorchiasis) 99
Koreanisches hämorrhagisches Fieber: s. Hanta Virusinfektion.100
Krim-Kongo hämorrhagisches Fieber (CCHF) 100
Kyasanur Forest Disease (KFD, Kyasanurwald-Krankheit) 100
La Crosse Enzephalitis 101
Lambliasis (Giardiasis) 101
Lassa-Fieber 101
Legionärskrankheit (Legionellose) 102
Leishmaniasen 102

Lepra (Aussatz) 103
Leptospirose 103
Loa-Loa (Calabar-Schwellung, Wanderfilarie oder subkutane
  Filariose).. 103
Lues s. Syphilis 104
Lungenegel (Paragonimiasis)... 104
Lungentuberkulose: s. Tuberkulose................................ 104
Lyme Borreliose.. 104
Lymphogranuloma inguinale (Lymphogranuloma venerum,
  Lymphopathia venera, Durand-Nicolas-Favre-Krankheit) ... 105
Lyssa: s. Tollwut 105
Madenwurm: s. Enterobiasis 105
Malaria 105
Marburg-Virus-Krankheit 107
Masern... 108
Medinawurm: s. Dracunculose.. 108
Mediterranes Zeckenbiss-Fieber (Fièvre boutonneuse,
  altweltliches Zeckenbiss-Fieber)................................. 108
Melioidose (Pseudorotz) 108
Meningokokken-Meningitis... 109
Milzbrand (Anthrax) 109
Neuweltliches Zeckenbiss-Fieber: s. Rocky Mountain
  Spotted Fever... 110
Nipah-Krankheit... 110
Noroviren-Gastroenteritis.. 110
Ohara's Erkrankung: s. Tularämie 111
O´nyong-nyong 111
Opisthorchiasis: s. Kleiner Leberegel............................. 111
Oxyuriasis: s. Enterobiasis 111
Paragonimiasis: s. Lungenegel.. 111
Pest... 111
Polio (Kinderlähmung).. 112
Q-Fieber (Balkangrippe, Wüstenfieber, Schlachthausfieber)..... 113
Polyarthritis epidemica: s. Epidemische Polyarthritis.... 113
Rabies: s. Tollwut.. 113
Red tide: s. Algenblüte.. 113
Reisedurchfall (Reisediarrhoe).. 114
Rocky Mountain Spotted Fever (Felsengebirgsfieber,
  neuweltliches Zeckenbiss-Fieber, RSMF)................... 114

Ross-River-Disease: s. Epidemische Polyarthritis 114
Rückfallfieber 115
Sandfloh-Befall (Tungiasis) 115
SARS (Schweres akutes respiratorisches Syndrom, Severe
    Acute Respiratory Syndrome) 115
Schistosomiasis: s. Bilharziose 116
Schlachthausfieber: s. Q-Fieber 116
Schlafkrankheit (Afrikanische Trypanosomiasis) 116
Schweres akutes respiratorisches Syndrom: s. SARS 116
Syphilis (Lues) 116
Taeniasis: s. Bandwurm 117
Tetanus (Wundstarrkrampf) 117
Tollwut (Rabies, Lyssa) 118
Trachom (Conjunctivitis trachomatosa) 119
Trichinose 120
Tuberkulose (Lungentuberkulose) 120
Tularämie (Kaninchenfieber, Ohara's Erkrankung) 121
Tungiasis: s. Sandfloh-Befall 122
Tripper: s. Gonorrhoe 122
Typhus / Paratyphus 122
Weicher Schanker (Ulcus molle) 122
West-Nil-Fieber 123
Wuchereria: s. Filariose, lymphatische 123
Wüstenfieber: s. Q-Fieber 123
Zerkariendermatitis: s. Badedermatitis 123

KRANKHEITEN ALPHABETISCH

AIDS (acquired immunodeficiency syndrome = Erworbene Immunschwäche)

Vorkommen	Weltweit
Risiko für Reisende	Gering
Krankheitserreger	HI-Viren (human immunodeficiency virus)
Häufigkeit/Verbreitung	Sehr häufig, weltweit verbreitet; in Afrika sind gebietsweise bis zu 50% der Bevölkerung infiziert
Ansteckungsweg	Körperflüssigkeiten, Sexualkontakte, Spermakonsum, Bluttransfusionen, Blutprodukte, Schwangerschaft
Zeit bis zum Ausbruch	4 Wochen bis 1 Jahr (selten)
Krankheitszeichen	Spätstadium: Vielfachinfektionen wegen mangelnder Körperabwehr
Behandlung	Keine kausale; Behandlung mit Anti-Viren-Medikamenten mit Teilerfolgen; Behandlung von Begleiterkrankungen
Impfung	Keine bisher
Vorsorge	Kein ungeschützter Geschlechtsverkehr; Beachtung hygienischer Verhältnisse bei Arztbesuchen (Spritzen!); Vermeidung von Blutprodukten (z.B. Bluttransfusionen)

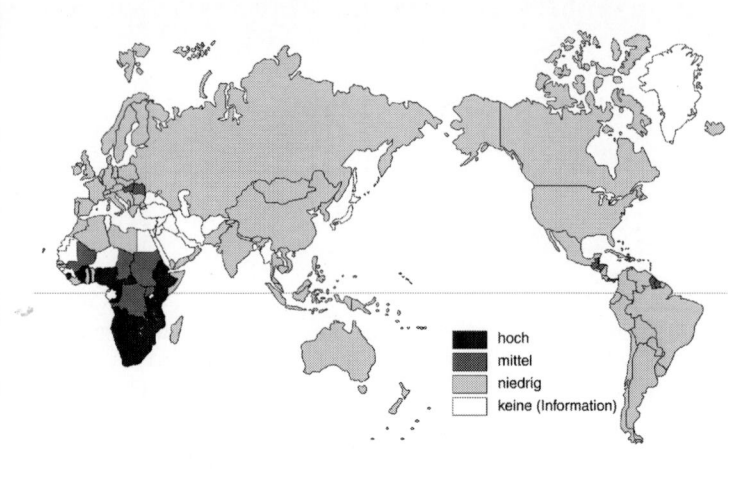

Abb. 1:   *Verbreitungskarte der Infektionshäufigkeit von AIDS*

Afrikanische Trypanosomiasis: s. Schlafkrankheit

Algenblüte (Red tide)

Vorkommen	Einige Meeresregionen, z.B. Neuseeland
Risiko für Reisende	Mäßig
Krankheitserreger	Einige Arten von Meeresalgen
Häufigkeit/Verbreitung	Selten
Ansteckungsweg	Aufnahme der Algengifte (u.a. Ciguatoxin, Maitotoxin) über Meeresfrüchte und Fisch; Einatmen von Gischt, die die Gifte enthält
Zeit bis zum Ausbruch	Ca. 24 Stunden
Krankheitszeichen	Übelkeit, Erbrechen, Bauchkrämpfe, Durchfall; in schweren Fällen neurologische Symptome (Schwindel, Kopfschmerzen, Krämpfe, Orientierungslosigkeit, Beeinträchtigung des Kurzzeitgedächtnisses, Atembeschwerden, Koma)
Behandlung	Keine
Impfung	Keine

Vorsorge	Beachtung lokaler Warnungen bei Algenblüte

Amerikanische Trypanosomiasis: s. Chagas-Krankheit

Amöbiasis

Vorkommen	Weltweit je nach hygienischen Verhältnissen; häufig afrikanische Westküste, Owamboland (Namibia), Umland von Luanda, Durban, Maputo, Beira, Daressalam, Küste Nordbrasiliens, Haiti, Großstädte Mexikos, Slums in Indien, Feuchtgebiete Bangladesch, Myanmar (Birma), Thailand, Vietnam, Malaysia.
Risiko für Reisende	Mittel
Krankheitserreger	Amöben (Einzeller) und deren Dauerstadien
Häufigkeit/Verbreitung	Häufig, verbreitet
Ansteckungsweg	Rohe Speisen, Trinkwasser, Verschleppung durch Fliegen, Schmierinfektionen, menschliche Kontakte
Zeit bis zum Ausbruch	Verschieden, ggf. Monate
Krankheitszeichen	Durchfall mit Blut und Schleim, Krämpfe, Fieber; Beginn nicht so heftig wie Bakterienruhr, kann aber länger anhalten und erneut auftreten; Spätfolgen mit Leberabszessen möglich
Behandlung	Metronidazol; Trinken (Wasserverlust)
Impfung	Keine
Vorsorge	Lebensmittelhygiene; ggf. kein frisches Obst oder Salate, Wasser nur aus Flaschen trinken

Ancylostomiasis: s. Hakenwurmkrankheit

Anthrax: s. Milzbrand

Argentinisches hämorrhagisches Fieber

Vorkommen	Zentralargentinien
Risiko für Reisende	Gering

Krankheitserreger	Junin-Virus
Häufigkeit/Verbreitung	Selten
Ansteckungsweg	Nagetier und deren Exkremente
Zeit bis zum Ausbruch	7-16 Tage
Krankheitszeichen	Unspezifisch grippeähnlich, langsam steigendes Fieber, Appetitlosigkeit, Übelkeit, Erbrechen, gerötete Bindehaut, Schwellungen im Augenbereich, Rötungen mit Blutungsneigung an Hals, Kopf, Gaumen und Rachen
Behandlung	Immunplasma
Impfung	Keine
Vorsorge	Gebiete mit Epidemien und Kontakt zu Nagetieren und deren Exkrementen meiden

Aussatz: s. Lepra

Badedermatitis (Zerkariendermatitis, swimmers itch)

Vorkommen	Weltweit, auch USA, Europa (nicht nur Bilharziosegebiete)
Risiko für Reisende	Mittel
Krankheitserreger	Wurmlarven (Zerkarien des Süßwassers)
Häufigkeit/Verbreitung	Häufig, weitverbreitet
Ansteckungsweg	Zerkarien bohren sich in die Haut
Zeit bis zum Ausbruch	Innerhalb von 24 Stunden
Krankheitszeichen	Juckender Hautausschlag
Behandlung	Linderung des Juckreizes reicht aus
Impfung	Keine
Vorsorge	Meidung von Süßwasser in Bilharziosegebieten (Badeverbote beachten)

Balkangrippe: s. Q-Fieber

Bandwurm (Cysticercose, Diphyllobothriasis, Echinokokkose, Taeniasis)

Vorkommen	Weltweit
Risiko für Reisende	Mäßig
Krankheitserreger	Verschiedene Bandwurmarten
Häufigkeit/Verbreitung	Nicht sehr häufig

Ansteckungsweg	Aufnahme der Eier mit der Nahrung
Zeit bis zum Ausbruch	
Krankheitszeichen	Besiedlung mit Bandwürmern macht kaum Beschwerden; chronische Erkrankung der Leber und anderer Organe möglich; schlechte Prognose bei größerer Ausdehnung
Behandlung	Praziquantel, Mebendazol
Impfung	keine
Vorsorge	Nahrungshygiene, Hygiene im Umgang mit Haustieren

Bartonellose (Carrion'sche Krankheit, Oroya-Fieber)

Vorkommen	Fast nur Hochtäler der Anden, Ecuador, Südwestkolumbien
Risiko für Reisende	In diesen Regionen mäßig
Krankheitserreger	Bartonellen (Bakterien)
Häufigkeit/Verbreitung	Nicht häufig
Ansteckungsweg	Stiche von Kleinmücken (Phlebotomus)
Zeit bis zum Ausbruch	
Krankheitszeichen	Lang anhaltendes Fieber, Blutarmut, Skelettschmerzen, warzenartiger Hautausschlag (Peruwarzen)
Behandlung	Penicillin, Cephalosporin
Impfung	Keine
Vorsorge	Schutz vor Mückenstichen

Bilharziose (Schistosomiasis)

Vorkommen	Tropische Länder
Risiko für Reisende	Hoch bei Nichtbeachten von Badeverboten
Krankheitserreger	Pärchenegel
Häufigkeit/Verbreitung	Häufig
Ansteckungsweg	Larven bohren sich durch die Haut, gelangen in die Leber
Zeit bis zum Ausbruch	Stunden
Krankheitszeichen	Vorübergehende Hautreizung an der Eintrittsstelle, nach 4-6 Wochen fieberhafte Allgemeinerkrankung mit Verdauungs- und Blasenbeschwerden (Blut im Stuhl oder Urin)

Behandlung	Praziquantel
Impfung	Keine
Vorsorge	Badeverbot in Süßwasser beachten

Brucellose

Vorkommen	Weltweit
Risiko für Reisende	Gering
Krankheitserreger	Brucellen (Bakterien)
Häufigkeit/Verbreitung	
Ansteckungsweg	Milchprodukte; Hautverletzungen; kranke Huftiere
Zeit bis zum Ausbruch	1-4 Wochen
Krankheitszeichen	Längeres Fieber und unterschiedliche Organbeteiligung
Behandlung	Tetracyclin
Impfung	Keine
Vorsorge	Rohmilch und Umgang mit unbekannten Huftieren meiden

BSE (Bovine spongiforme Enzephalopathie - Rind; Creutzfeldt-Jakob-Krankheit, neue Variante – Mensch)

Vorkommen	Mitteleuropa (hauptsächlich)
Risiko für Reisende	Sehr gering
Krankheitserreger	Prione (infektiöse Eiweiße)
Häufigkeit/Verbreitung	Selten
Ansteckungsweg	Verzehr von Nervengewebe (Gehirn, Rückenmark)
Zeit bis zum Ausbruch	
Krankheitszeichen	Fortschreitende Demenz, Ausfälle und Degeneration des Gehirns
Behandlung	Keine
Impfung	Keine
Vorsorge	Verzehr von Nervengewebe und Muskelfleisch (umstritten) meiden

Chagas-Krankheit (Amerikanische Trypanosomiasis)

Vorkommen	Tropisches Mittel- und Südamerika bis Argentinien und Chile
Risiko für Reisende	Mäßig
Krankheitserreger	Einzeller (Trypanosoma cruzei)

Häufigkeit/Verbreitung	Selten
Ansteckungsweg	Übertragen durch Raubwanzen, in deren Kot sich die Erreger befinden und durch Schmierinfektion in die Bindehaut der Augen oder den Stich in die Wunde gelangen
Zeit bis zum Ausbruch	Wenige Tage
Krankheitszeichen	Fieber nach 10-30 Tagen, Lymphknotenschwellungen, später Herz-, Lungen- und Darmbeteiligung möglich; hohe Sterblichkeit
Behandlung	Chemotherapie (Nifortimox)
Impfung	Keine
Vorsorge	Übernachtung unter freiem Himmel und in offenen Lehmhütten vermeiden (Moskitonetz)

Chikungunya

Vorkommen	Afrika südlich der Sahara, Indien, Südostasien, Indonesien
Risiko für Reisende	Gering
Krankheitserreger	Togavirus
Häufigkeit/Verbreitung	Selten
Ansteckungsweg	Mückenstiche (Aedes), Übertragung von Menschenaffen
Zeit bis zum Ausbruch	3-12 Tage
Krankheitszeichen	Plötzlicher, schneller Fieberanstieg, Kopfschmerzen, Gelenkbeschwerden; die Gelenke sind geschwollen, berührungsempfindlich, meist nicht gerötet. Gelegentlich Hauterscheinungen; sehr selten Hämorrhagien. Die Prognose ist gut.
Behandlung	Keine
Impfung	Keine
Vorsorge	Mückenschutz

Cholera

Vorkommen	Südostasien, Zentralasien, Mittelamerika, Afrika
Risiko für Reisende	Gering
Krankheitserreger	Vibrio cholerae, Biovar cholerae, Biovar el Tor

Häufigkeit/Verbreitung	In den Länder häufig, epidemisch in Peru, Ecuador, Kolumbien, Mexiko, Nicaragua
Ansteckungsweg	Aufnahme mit Nahrung und Trinkwasser
Zeit bis zum Ausbruch	Einige Stunden bis 5 Tage
Krankheitszeichen	Durchfälle, Wadenkrämpfe, Nierenversagen, Kreislaufkollaps; Sterberate unbehandelt: 60%
Behandlung	Ersatz von Flüssigkeit und Salzen; ggf. Gyrasehemmer, Tetracycline, Cotrimoxazol, Chloramphenicol
Impfung	Impfstoffe in Deutschland nicht zugelassen; Impfung mit unvollständigem Schutz; Wiederimpfung nach 6-12 Monaten; 1-3 Dosen im Abstand von 1-6 Wochen
Vorsorge	Nahrungsmittel- und Trinkwasserhygiene

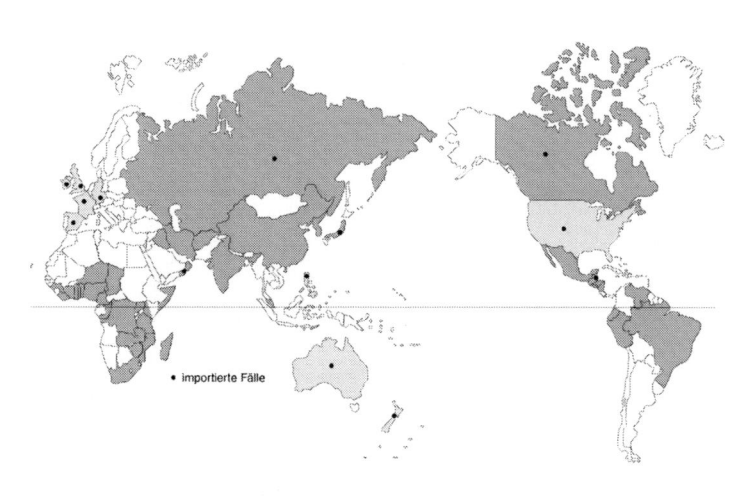

Abb. 2: Verbreitungskarte der Cholera

Clonorchiasis: s. Kleiner Leberegel

Cysticercose: s. Bandwurm

Dengue-Fieber (Siebentagefieber)

Vorkommen	Tropen und Subtropen; Australien bei Cairns und Townsville
Risiko für Reisende	Mäßig
Krankheitserreger	Dengue-Viren (und ähnliche)
Häufigkeit/Verbreitung	Selten / Weit verbreitet; Tendenz steigend
Ansteckungsweg	Stechmücken (Aedes)
Zeit bis zum Ausbruch	5-7 Tage
Krankheitszeichen	Grippeähnlich, Fieber, starke Kopf- und Gliederschmerzen, Druckschmerz hinterm Auge, flüchtige Hautrötung, meist gutartiger Verlauf
Behandlung	Keine
Impfung	Keine
Vorsorge	Mückenabwehr

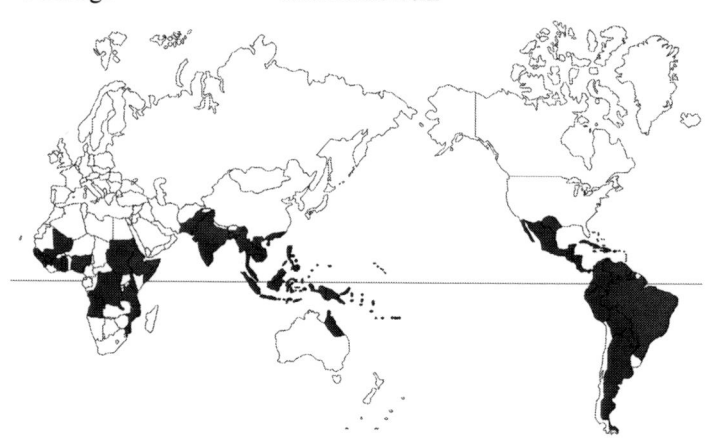

Abb. 3:   *Verbreitungskarte des Dengue-Fiebers*

Diphtherie

Vorkommen	Weltweit
Risiko für Reisende	Gering, wenn Schutzimpfung vorliegt

Krankheitserreger	Bakterien (Corynebacterium diphtheriae)
Häufigkeit/Verbreitung	Häufig vor allem unter schlechten hygienischen Bedingungen und bei engem Zusammenleben in Armut
Ansteckungsweg	Tröpfcheninfektion von Mensch zu Mensch
Zeit bis zum Ausbruch	3-5 Tage
Krankheitszeichen	Dicke Schleimhautbeläge, allgemeine Krankheitserscheinungen durch Bakteriengifte; schwere Verlaufsformen möglich
Behandlung	Penicilline
Impfung	Details s.u.*
Vorsorge	Menschenansammlungen meiden, Impfschutz beachten

*Grundimmunisierung: bis zum 6. Lebensjahr, ab 6. Lebensjahr 2 Injektionen im Abstand von 4 Wochen und 1 Injektion nach 6-12 Monaten intramuskulär. Vorbeugende Diphtherieschutzimpfung plus Wundstarrkrampf und ggf. plus Polio alle 10 Jahre; alle Personen 10 Jahre nach der letzten Impfung zur Auffrischungsimpfung; bei unklarem Impfstatus: Grundimmunisierung

Diphyllobothriasis

Vorkommen	Nahezu Weltweit
Risiko für Reisende	Gering
Krankheitserreger	Fischbandwurm
Häufigkeit/Verbreitung	Selten
Ansteckungsweg	Aufnahme der Larven beim Verspeisen von unzureichend erhitztem Fisch
Zeit bis zum Ausbruch	
Krankheitszeichen	Blutarmut, Schwäche, Müdigkeit, Hunger, Schwindel, Zungenbeschwerden, Durchfall, Nervenschäden
Behandlung	Praziquantel, Einnahme von Vitamin-B12
Impfung	Keine
Vorsorge	Verzehr von rohem Fisch meiden

Donovanosis

Vorkommen	Südindien, Indonesien, Nordaustralien, Inseln im Bereich von Papua-Neuguinea, Karibik, Südamerika
Risiko für Reisende	Gering
Krankheitserreger	Bakterien (Calymmatobacterium granulomatis)
Häufigkeit/Verbreitung	Gering
Ansteckungsweg	Meist durch Geschlechtsverkehr
Zeit bis zum Ausbruch	Wenige Tage bis 3 Monate
Krankheitszeichen	Trockene oder geschwürig zerfallende, stark eiternde Knötchen an den Geschlechtsteilen; führt z.T. zur hochgradigen Verstümmelung
Behandlung	Antibiotika
Impfung	Keine
Vorsorge	Kein ungeschützter Geschlechtsverkehr

Dracunculose (Dracunculiasis, Medinawurm, Guineawurm)

Vorkommen	Tropen, Subtropen
Risiko für Reisende	Gering
Krankheitserreger	Fadenwurm (Dracunculus)
Häufigkeit/Verbreitung	Selten
Ansteckungsweg	Aufnahme der Larven mit dem Trinkwasser, Wurm lebt im Unterhautgewebe
Zeit bis zum Ausbruch	
Krankheitszeichen	Fieber, Übelkeit, allergische Hautausschläge
Behandlung	Wurmmittel
Impfung	Keine
Vorsorge	Trinkwasserhygiene

Ebola-Fieber

Vorkommen	Zentralafrika
Risiko für Reisende	Gering
Krankheitserreger	Ebola-Virus
Häufigkeit/Verbreitung	Selten
Ansteckungsweg	Tröpfcheninfektion
Zeit bis zum Ausbruch	7 Tage
Krankheitszeichen	Kopfschmerz, schweres Krankheitsge-

	fühl, Muskelschmerzen, hohes Fieber, Bauchschmerzen, Lethargie, Blutungen
Behandlung	Keine
Impfung	Keine
Vorsorge	Ebola-Gebiete großräumig meiden

Echinokokkose

Vorkommen	Weltweit
Risiko für Reisende	Mäßig
Krankheitserreger	Bandwürmer (Echinococcus)
Häufigkeit/Verbreitung	Gering
Ansteckungsweg	Nahrungsmittel, Schmierinfektion
Zeit bis zum Ausbruch	Bis mehrere Jahre
Krankheitszeichen	Befall von Leber und anderen Organen mit uncharakteristischen Bauchbeschwerden, auch Lebervergrößerung
Behandlung	Operatives Entfernen von Zysten, medikamentöse Therapie mit Benzimidazolen
Impfung	Keine
Vorsorge	Nahrungsmittelhygiene; frische Beeren und Pilze meiden; Hygiene beim Umgang mit Haustieren

EHEC-Infektionen (Enterohämorrhagische Escherichia coli-Infektionen)

Vorkommen	Weltweit
Risiko für Reisende	Gering
Krankheitserreger	Bakterien (Escherichia coli)
Häufigkeit/Verbreitung	Gering, weit verbreitet
Ansteckungsweg	Aufnahme über Lebensmittel (Hackfleisch, Milch, Wurstwaren, nicht pasteurisierte Getränke, Bade- und Trinkwasser; Tierkontakte
Zeit bis zum Ausbruch	1-3 (8) Tage
Krankheitszeichen	Meist harmlos; Durchfall (auch blutig), selten Fieber; schwere Verlaufsformen in 10-20% der Fälle
Behandlung	Keine Antibiotika
Impfung	Keine
Vorsorge	Lebensmittel- und Trinkwasserhygiene; Tierkontakte meiden

Enterobiasis (Madenwurm, Oxyuriasis)

Vorkommen	Weltweit
Risiko für Reisende	Gering
Krankheitserreger	Madenwürmer
Häufigkeit/Verbreitung	10% der Weltbevölkerung
Ansteckungsweg	Aufnahme der Wurmeier von Mensch zu Mensch durch verschmutzte Gegenstände oder Nahrung (auch Staub)
Zeit bis zum Ausbruch	
Krankheitszeichen	Ausgeprägter Juckreiz am After
Behandlung	Hochwirksame Wurmmittel
Impfung	Keine
Vorsorge	Hygiene

Epidemische Polyarthritis (Polyarthritis epidemica, Ross-River-Disease)

Vorkommen	Australien, Neuguinea
Risiko für Reisende	Gering
Krankheitserreger	Viren
Häufigkeit/Verbreitung	
Ansteckungsweg	Insektenstiche
Zeit bis zum Ausbruch	
Krankheitszeichen	Gelenkschmerzen, Hautausschlag, Kopfschmerzen, leichtes Fieber, Störungen des Tastvermögens
Behandlung	Keine
Impfung	Keine
Vorsorge	Schutz vor Insektenstichen

Fasciolose (Fascioliasis, Großer Leberegel)

Vorkommen	Weltweit, besonders Lateinamerika, Nordafrika, einige Gebiete im Mittelmeerraum
Risiko für Reisende	Gering
Krankheitserreger	Großer Leberegel
Häufigkeit/Verbreitung	Selten, gehäuft in Gebieten mit Landwirtschaft
Ansteckungsweg	Aufnahme der Larven durch Kauen an Pflanzenstengeln
Zeit bis zum Ausbruch	

Krankheitszeichen	Fieber, allgemeines Krankheitsgefühl, Kopfschmerzen, Erbrechen, Durchfall, Schmerzen im rechten Oberbauch, Hautausschläge, asthmaähnliche Luftnot, trockener Reizhusten
Behandlung	Praziquantel
Impfung	Keine
Vorsorge	Nahrungsmittelhygiene, vor allem nicht an Halmen von Wasser- und Uferpflanzen kauen; Salate mit roher Wasserkresse meiden; ufernah gefallenes Fallobst gründlich mit sauberem Wasser waschen

Fasciolopsiasis (Darmegelkrankheit, Riesendarmegel)

Vorkommen	Süd-, Ostasien
Risiko für Reisende	Gering
Krankheitserreger	Riesendarmegel (Fasciola bruski)
Häufigkeit/Verbreitung	Selten, gehäuft in Gebieten mit Landwirtschaft
Ansteckungsweg	Aufnahme der Larven durch Kauen an Pflanzenstengeln
Zeit bis zum Ausbruch	
Krankheitszeichen	Fieber, allgemeines Krankheitsgefühl, Kopfschmerzen, Erbrechen, Durchfall, Schmerzen im rechten Oberbauch, Hautausschläge, asthmaähnliche Luftnot, trockener Reizhusten
Behandlung	Praziquantel
Impfung	Keine
Vorsorge	Nahrungsmittelhygiene, vor allem nicht an Halmen von Wasser- und Uferpflanzen kauen; Salate mit roher Wasserkresse meiden; ufernah gefallenes Fallobst gründlich mit sauberem Wasser waschen

Feldnephritis: s. Hanta Virusinfektion

Felsengebirgsfieber: s. Rocky Mountain Spotted Fever

Filariose, lymphatische (Wuchereria, Brugia)

Vorkommen	Tropische Länder
Risiko für Reisende	Gering
Krankheitserreger	Fadenwürmer (Filarien)
Häufigkeit/Verbreitung	Selten
Ansteckungsweg	Larven (Mikrofilarien) übertragen v.a. durch verschiedene Insekten; 5-10 cm lange Würmer parasitieren im Lymphsystem und anderen Geweben
Zeit bis zum Ausbruch	
Krankheitszeichen	Leichte Infektionen meist symptomlos; schwere Formen mit Störungen der Lymphgefäße z.B. Elefantiasis
Behandlung	Tiabendazol
Impfung	Keine
Vorsorge	Mückenschutz

Friegsnephritis: s. Hanta Virusinfektion

Frühsommer-Meningoenzephalitis: s. FSME

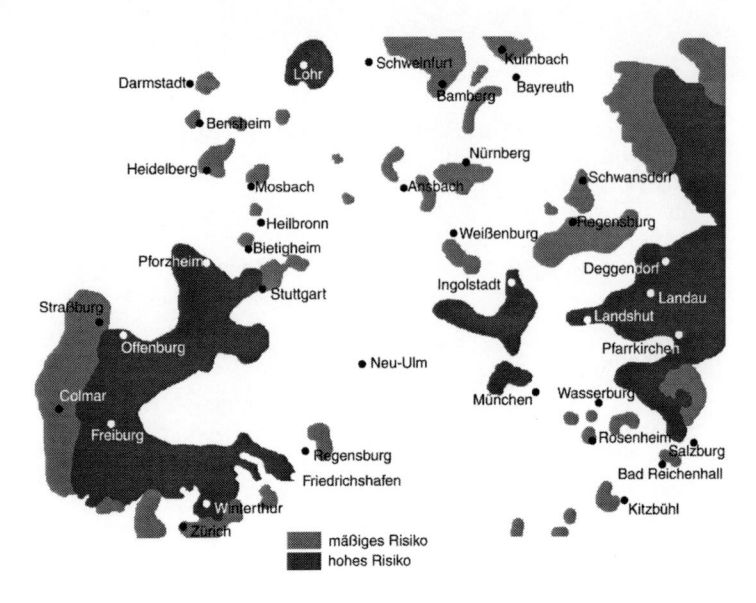

Abb. 4:   *Verbreitungskarte der FSME in Westdeutschland*

FSME (Frühsommer-Meningoenzephalitis, europäisches Zeckenbiss-Fieber)

Vorkommen	Süddeutschland (Bayern, Württemberg), Teile von Österreich, der Schweiz, Skandinavien, Osteuropa, Ostsibierien, China
Risiko für Reisende	Gering
Krankheitserreger	TBE-Viren
Häufigkeit/Verbreitung	Selten / gering
Ansteckungsweg	Zeckenbiss; nur eine von ca. 50-100 Zecken trägt das Virus
Zeit bis zum Ausbruch	1-2 Wochen
Krankheitszeichen	Schädigungen am Gehirn (Enzephalitis, Meningitis), Kopfschmerzen, Nackensteifigkeit, Verwirrtheit, Bewusstseinsverlust, Fieber
Behandlung	Keine
Impfung	Details s.u.*
Vorsorge	Vermeiden von Zeckenbissen; Zecken

sofort entfernen
*Aktive Immunisierung durch FSME-Vakzine; passive Immunisierung mit FSME-Immunglobulin; Grundimmunisierung in der kalten Jahreszeit durch 3 x 0,5 ml i.m., die erste Teilimpfung am Tag 0 (Tag der Impfung), die zweite 1-3 Monate später und die dritte 9-12 Monate nach der zweiten Teilimpfung. Als beschleunigte Prophylaxe an den Tagen 0, 7, 21 oder an den Tagen 0, 21 (je nach Hersteller). Auffrischungsimpfung alle drei Jahre bzw. nach 12-18 Monaten

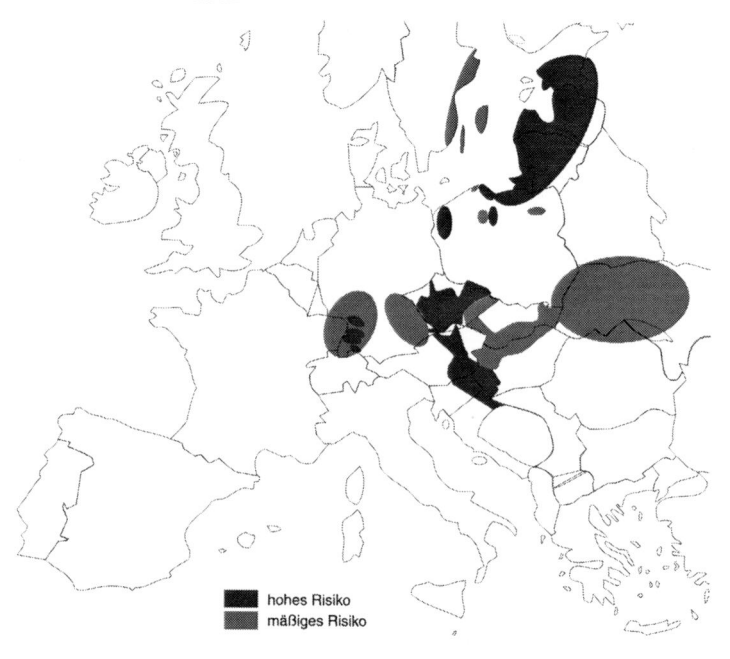

Abb. 5:   *Grobe Verbreitungskarte der FSME in Europa*

Gelbfieber

Vorkommen	Mittel-, Südamerika, Afrika
Risiko für Reisende	Gering
Krankheitserreger	Gelbfiebervirus
Häufigkeit/Verbreitung	Selten / gering
Ansteckungsweg	Übertragung von Mensch zu Mensch durch Stechmücken (Aedes aegypti)

Zeit bis zum Ausbruch	3-6 Tage
Krankheitszeichen	Fieber für 3-4 Tage, danach erneut Fieber mit Gelbsucht, Leber- und Nierenschädigungen, Kreislaufstörungen, Blutungen; nach 6-10 Tagen Tod durch Leber- und Nierenversagen bei 80% der Infizierten; nach Ausheilen lebenslange Immunität
Behandlung	Keine
Impfung	Schutzimpfung mit abgeschwächten Viren hält sechs Jahre
Vorsorge	Vermeidung von Mückenstichen

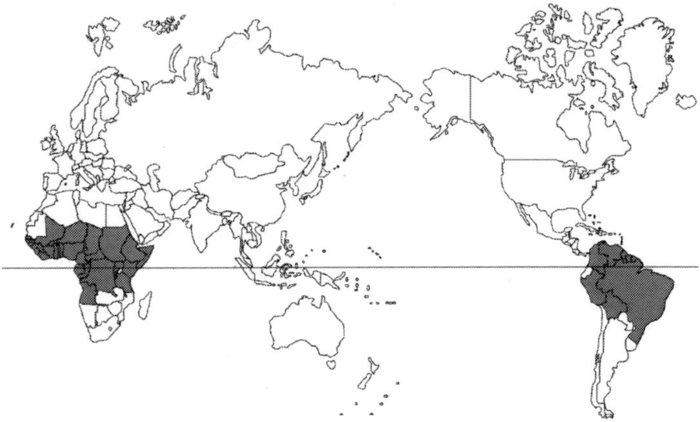

Abb. 6:   Verbreitungskarte des Gelbfiebers

Giardiasis: s. Lambliasis

Gonorrhoe (Tripper)

Vorkommen	Weltweit
Risiko für Reisende	Hoch
Krankheitserreger	Bakterien (Neisseria gonorrhoeae)
Häufigkeit/Verbreitung	Häufig und weit verbreitet (25% der Männer und 50% der Frauen sind un-

Ansteckungsweg	bewusst Keimträger) Sexualkontakte
Zeit bis zum Ausbruch	2-8 Tage
Krankheitszeichen	Harnleiter- und Blasenentzündung, Ausfluss (bei Frauen); Harnleiterentzündung, Jucken und Brennen beim Wasserlassen, eitriger Ausfluss (Männer); Komplikationen im Genitalbereich
Behandlung	Antibiotika (Penicilline, Spectinomycin, Gyrasehemmer, Cephalosporine)
Impfung	Keine
Vorsorge	Kein ungeschützter Geschlechtsverkehr

Großer Leberegel: s. Fasciolose

Guineawurm: s. Dracunculose

Hakenwurmkrankheit (Ancylostomiasis)

Vorkommen	Bevorzugt in Tropen und Subtropen, Regionen mit mangelhafter Fäkalienhygiene
Risiko für Reisende	Sehr gering
Krankheitserreger	Fadenwürmer
Häufigkeit/Verbreitung	Häufig und weit verbreitet
Ansteckungsweg	Nahrung; durch die Haut
Zeit bis zum Ausbruch	
Krankheitszeichen	Uncharakteristische Magen-Darm-Beschwerden mit versteckten Darmblutungen
Behandlung	Pyrantel
Impfung	Keine
Vorsorge	Nahrungshygiene; Meidung von Gebieten mit Infektionsgefahr

Hämorrhagisches Fieber mit renalem Syndrom (HFRS): s. Hanta Virusinfektion

Hanta Virusinfektion (Hämorrhagisches Fieber mit renalem Syndrom (HFRS), Koreanisches hämorrhagisches Fieber, Friegsnephritis, Feldnephritis)

Vorkommen	Weltweit
Risiko für Reisende	Gering
Krankheitserreger	Virus
Häufigkeit/Verbreitung	Selten
Ansteckungsweg	Übertragung durch Nagetiere und deren Exkremente
Zeit bis zum Ausbruch	
Krankheitszeichen	Hohes Fieber, Blutungsneigung, Nierenschaden, Schock (30% ohne Symptome)
Behandlung	Keine
Impfung	Keine
Vorsorge	Nähe von Nagetieren meiden

Hepatitis A (epidemische Virushepatitis)

Vorkommen	Weltweit mit einigen Ausnahmen (s. Verbreitungskarte), bes. Entwicklungsländer
Risiko für Reisende	Mäßig
Krankheitserreger	Hepatitisvirus A (HAV)
Häufigkeit/Verbreitung	Häufig und weitverbreitet
Ansteckungsweg	Verschlucken des mit dem Stuhl ausgeschiedenen Erregers (verunreinigte Nahrung wie Muscheln, Krebse, kaltes Fleisch, Milch, verunreinigtes Trinkwasser)
Zeit bis zum Ausbruch	2-6 Wochen
Krankheitszeichen	Grippeähnlich, Fieber, Appetitlosigkeit, Übelkeit, Erbrechen; nach einigen Tagen: Urin dunkel, Stuhl hell, Gelbsucht
Behandlung	Meist nicht erforderlich
Impfung	Details s.u.*
Vorsorge	Nahrungs- und Trinkwasserhygiene

*Erwachsene: 1 x 0,5 ml bzw. 1,0 ml i.m.; Auffrischung nach 6 bzw. 6-12 Monaten (je nach Hersteller schon ab 16. Lebensjahr). Kinder/Jugendliche vom 2. bis vollendeten 15. bzw. 17. Lebensjahr erhalten je nach Hersteller eine jeweils reduzierte Impfdosis; Auffrischung alle 10 Jahre; ausnahmsweise auch bei Last-Minute-Reisenden möglich; Kombinationsimpfung mit Typhus oder Hepatitis B vorhanden

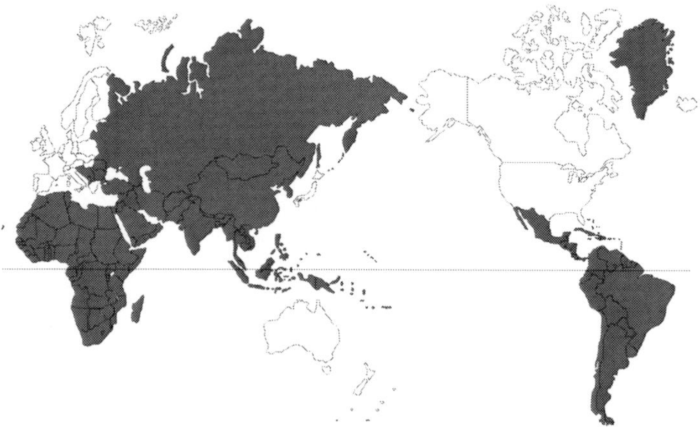

Abb. 7:   *Verbreitungskarte der Hepatitis A*

Hepatitis B

Vorkommen	Weltweit bes. Tropische Länder
Risiko für Reisende	Gering
Krankheitserreger	Hepatitisvirus B (HBV)
Häufigkeit/Verbreitung	Mäßig aber weit verbreitet
Ansteckungsweg	Körperflüssigkeiten, Bluttransfusionen, unsterile Spritzen, Nadeln, Instrumente; medizinische Eingriffe; Kontakte mit Drogenabhängigen, Tätowierungen, Geschlechtsverkehr, Geburt
Zeit bis zum Ausbruch	2-6 Monate
Krankheitszeichen	Grippeähnlich, Fieber, Appetitlosigkeit, Übelkeit, Erbrechen; nach einigen Ta-

	gen: Urin dunkel, Stuhl hell, Gelbsucht; 10% Komplikationen, vereinzelt Dauerschäden
Behandlung	Interferon
Impfung	Details s.u.*
Vorsorge	Kein ungeschützter Geschlechtsverkehr, bei Reisen in Länder mit unterentwickelter medizinischer Versorgung: sterile Spritzen mitnehmen, möglichst auf Blutentnahmen, chirurgische Eingriffe und Bluttransfusionen verzichten; Drogenmilieu meiden; keine Tätowierungen

*Standardimpfung für Kinder; nach Infektion passive Immunisierung; Grundimmunisierung: zwei Impfungen im Abstand von vier Wochen und dritte sechs Monate nach der ersten Impfung (Boosterinjektion); Wiederholung alle 10 Jahre; Kombinationsimpfung mit Hepatitis A vorhanden

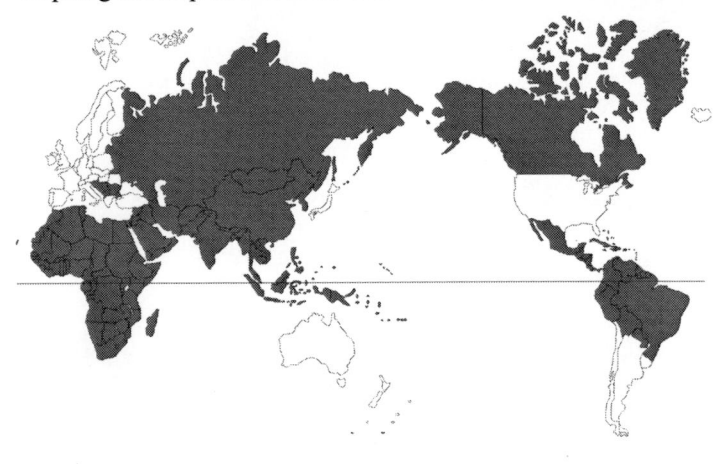

Abb. 8: Verbreitungskarte der Hepatitis B

Hepatitis C

Vorkommen	Weltweit
Risiko für Reisende	Gering
Krankheitserreger	Hepatitisvirus C
Häufigkeit/Verbreitung	Von Land zu Land verschieden

Ansteckungsweg	Körperflüssigkeiten, Sexualkontakte, Geburt
Zeit bis zum Ausbruch	
Krankheitszeichen	90-95% symptomlos; 50-80% verlaufen chronisch (Leberschädigung)
Behandlung	Keine, evtl. Interferon plus Ribavirin
Impfung	Keine
Vorsorge	Kein ungeschützter Geschlechtsverkehr, bei Reisen in Länder mit unterentwickelter medizinischer Versorgung: sterile Spritzen mitnehmen, möglichst auf Blutentnahmen, chirurgische Eingriffe und Bluttransfusionen verzichten

Hepatitis D

Vorkommen	Weltweit
Risiko für Reisende	Gering
Krankheitserreger	Hepatitisvirus D
Häufigkeit/Verbreitung	Schwankt; besonders verbreitet in Süditalien, Balkan, vorderer Orient, einige Gebiete Afrikas, Amazonasgebiet
Ansteckungsweg	Blut und Blutprodukte (Geschlechtsverkehr)
Zeit bis zum Ausbruch	
Krankheitszeichen	Erhöhte Leberwerte
Behandlung	Eventuell Interferon
Impfung	Hepatitis B-Impfung verleiht auch vollständigen Schutz vor Hepatitis D
Vorsorge	Kein ungeschützter Geschlechtsverkehr, bei Reisen in Länder mit unterentwickelter medizinischer Versorgung: sterile Spritzen mitnehmen, möglichst auf Blutentnahmen, chirurgische Eingriffe und Bluttransfusionen verzichten

Hepatitis E

Vorkommen	Weltweit besonders Asien, Zentral- und Südamerika, nördliches Afrika, Türkei
Risiko für Reisende	Gering; für Schwangere hoch (20% der Schwangeren sterben an einer Infektion)

Krankheitserreger	Hepatitisvirus E
Häufigkeit/Verbreitung	
Ansteckungsweg	Verschlucken des mit dem Stuhl ausgeschiedenen Erregers (verunreinigte Nahrung wie Muscheln, Krebse, kaltes Fleisch, Milch, verunreinigtes Trinkwasser)
Zeit bis zum Ausbruch	2-9 Wochen
Krankheitszeichen	Meist milder Verlauf
Behandlung	Keine
Impfung	Keine
Vorsorge	Lebensmittel- und Trinkwasserhygiene

Japanische Enzephalitis

Vorkommen	Asien, westlicher Pazifikraum; ländliche Gebiete mit Reisanbau und Schweinehaltung; Indien, Nepal, Thailand, Vietnam
Risiko für Reisende	Gering
Krankheitserreger	Japanisches Enzephalitis-Virus
Häufigkeit/Verbreitung	
Ansteckungsweg	Nachtaktive Stechmücken
Zeit bis zum Ausbruch	4 Tage bis 2 Wochen
Krankheitszeichen	Hohes Fieber, Erbrechen, Kopfschmerzen, Nackensteifigkeit, Meningitis, Enzephalitis; schwere Verläufe und Todesfälle besonders bei kleinen Kindern und älteren Menschen
Behandlung	Keine
Impfung	Details s.u.*
Vorsorge	Mückenschutz; Gebiete meiden

*Impfstoff in Deutschland nicht zugelassen, in internationalen Apotheken erhältlich; 3 Injektionen s.c. an den Tagen 0, 7, 30 oder als beschleunigte Prophylaxe an den Tagen 0, 7, 14; Wiederholung alle 2-3 Jahre (je nach Hersteller)

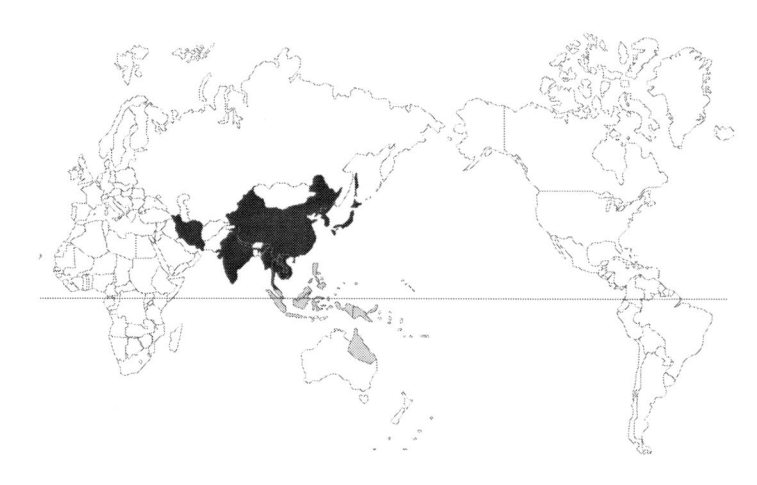

Abb. 9: *Verbreitungskarte der Japanischen Enzephalitis. Hellgrau: geringes Infektionsrisiko; dunkelgrau: hohes Infektionsrisiko*

Kaninchenfieber s. Tularämie

Kinderlähmung: s. Polio

Kleiner Leberegel (Clonorchiasis, Opisthorchiasis)

Vorkommen	Südost-, Ostasien, Thailand
Risiko für Reisende	Gering
Krankheitserreger	Kleiner Leberegel; lebt in Gallengängen
Häufigkeit/Verbreitung	Selten; in den Gebieten bis zu 90% Wurmeierausscheider
Ansteckungsweg	Aufnahme der Wurmeier mit der Nahrung
Zeit bis zum Ausbruch	
Krankheitszeichen	Bei Touristen meist milder Verlauf; sonst Leberbeschwerden mit Fieber, Gallenstau
Behandlung	Praziquantel
Impfung	Keine
Vorsorge	Kein Verzehr von nicht gekochten

Wasserpflanzen und Fisch, Fischsoßen, mariniertem Fisch

Koreanisches hämorrhagisches Fieber: s. Hanta Virusinfektion

Krim-Kongo hämorrhagisches Fieber (CCHF)

Vorkommen	Asien, Afrika, Südosteuropa, Mittlerer Osten
Risiko für Reisende	Gering
Krankheitserreger	Nairo-Virus
Häufigkeit/Verbreitung	Sporadisch, epidemisch
Ansteckungsweg	Zeckenbiss (Hyaloma), Pflanzenfresser
Zeit bis zum Ausbruch	
Krankheitszeichen	Grippeähnlich, Fieber, Erschöpfung, Blutungsneigung; später Tod durch Organversagen in bis zu 50%
Behandlung	Keine kausale; Ribavirin, Schockbekämpfung, Erhalten der Vitalfunktion
Impfung	Keine
Vorsorge	Zeckenbisse vermeiden, Zecken sofort entfernen

Kyasanur Forest Disease (KFD, Kyasanurwald-Krankheit)

Vorkommen	Westindien, Region Mysore; Nordostpakistan (Rawalpindi)
Risiko für Reisende	Gering
Krankheitserreger	Virus
Häufigkeit/Verbreitung	Selten
Ansteckungsweg	Übertragung durch Zecken von Kleinnagern auf Menschen
Zeit bis zum Ausbruch	3-8 Tage
Krankheitszeichen	Schwere grippeähnliche Symptome, hohes Fieber, Kopf-, Muskel-, Gliederschmerzen, Husten, Bauchschmerzen, manchmal Lichtscheu, Schmerzempfindlichkeit der gesamten Haut, Blutungsneigung
Behandlung	Keine
Impfung	Steht bislang nur für das Militär zur Verfügung

Vorsorge	Zeckenbisse vermeiden, Zecken sofort entfernen; Reisen in betroffene Regionen vermeiden

La Crosse Enzephalitis

Vorkommen	Mittelwesten und Ostküste der USA
Risiko für Reisende	Gering
Krankheitserreger	Virus
Häufigkeit/Verbreitung	Selten / wenig
Ansteckungsweg	Übertragung durch Mückenstiche von Nagern auf Menschen
Zeit bis zum Ausbruch	5-15 Tage
Krankheitszeichen	Fieber, Kopfschmerzen, Erbrechen, Lethargie und Verwirrtheitszustände, Krämpfe, Koma (Sterberate 2%)
Behandlung	Keine
Impfung	Keine
Vorsorge	Mückenschutz

Lambliasis (Giardiasis)

Vorkommen	Weltweit
Risiko für Reisende	Gering
Krankheitserreger	Einzeller (Lamblia intestinalis)
Häufigkeit/Verbreitung	Häufig (ca. 2 Mio. pro Jahr); v.a. in südlichen Ländern
Ansteckungsweg	Aufnahme der Erreger durch Trinkwasser; Sexualkontakte
Zeit bis zum Ausbruch	1-4 (11) Wochen
Krankheitszeichen	Oft symptomlos; diffuse Bauchbeschwerden, Durchfall, Verstopfung
Behandlung	Nitroimidazole, ausreichende Flüssigkeitszufuhr (Elektrolyte)
Impfung	Keine
Vorsorge	Trinkwasserhygiene, kein ungeschützter Geschlechtsverkehr

Lassa-Fieber

Vorkommen	Nordnigeria (Lassa), Liberia, Sierra Leone, Guinea, Mali, Senegal, Kongo, Burkina Faso, Ghana, Elfenbeinküste
Risiko für Reisende	Gering
Krankheitserreger	Arenavirus

Häufigkeit/Verbreitung	
Ansteckungsweg	Einatmen von Staub, der mit dem Urin der Vielzitzenratte verschmutzt ist
Zeit bis zum Ausbruch	3-17 Tage
Krankheitszeichen	Schmerzhafte Rachenentzündung, Husten und Schmerzen hinter dem Brustbein; Verschlechterung des Allgemeinzustandes, Blutungsneigung, Ödembildung (Gesicht, Hals), Ergussbildung (Brustfell, Herzbeutel), Krampfneigung. Tod durch nicht beherrschbaren Schock und Organversagen; Sterblichkeit 10-20%
Behandlung	Ribavirin
Impfung	Keine
Vorsorge	Gebiete meiden; Hygiene

Legionärskrankheit (Legionellose)

Vorkommen	Weltweit
Risiko für Reisende	Gering
Krankheitserreger	Bakterien (Legionella pneumophila)
Häufigkeit/Verbreitung	Selten; kleine Ausbrüche in Hotels und Krankenhäusern
Ansteckungsweg	Tröpfcheninfektion, Klimaanlagen Kühlsysteme, Duschen, Wasserleitungen
Zeit bis zum Ausbruch	2-10 Tage
Krankheitszeichen	Grippeähnlich, Husten, Lungenentzündung, teilweise schwer verlaufend
Behandlung	Antibiotika, z.B. Cephalosporine
Impfung	Keine
Vorsorge	Kaum möglich

Leishmaniasen

Vorkommen	Mittelmeerraum, Afrika, Asien, Amerika
Risiko für Reisende	Gering
Krankheitserreger	Verschiedene Einzeller (Leishmanien)
Häufigkeit/Verbreitung	Selten
Ansteckungsweg	Stiche von Sandmücken
Zeit bis zum Ausbruch	
Krankheitszeichen	Von schweren (Kala-Azar) bis leichten Krankheitszeichen (Orientbeule)

Behandlung	Stibogluconat, Pentamidin, Amphotericin B
Impfung	Keine
Vorsorge	Mückenschutz

Lepra (Aussatz)

Vorkommen	Tropische Länder
Risiko für Reisende	Gering
Krankheitserreger	Bakterien (Mycobacterium leprae)
Häufigkeit/Verbreitung	In machen Ländern häufig
Ansteckungsweg	Enger Kontakt mit ansteckungsfähigen Kranken
Zeit bis zum Ausbruch	
Krankheitszeichen	Allgemeinerkrankung mit Hauterscheinungen, Nervenschädigungen
Behandlung	Antibiotika nach anerkannten Therapieschemata
Impfung	Keine
Vorsorge	Kontakte mit Leprösen vermeiden

Leptospirose

Vorkommen	Weltweit
Risiko für Reisende	Gering
Krankheitserreger	Bakterien (Leptospira, viele Arten)
Häufigkeit/Verbreitung	
Ansteckungsweg	Eindringen durch kleine Hautverletzungen; aus dem Erdreich, das mit Ausscheidungen von Ratten und Mäusen verschmutzt ist
Zeit bis zum Ausbruch	Einige Tage bis 3 Wochen
Krankheitszeichen	Hohes Fieber, Gelenkschmerzen, Gelbsucht, Nierenstörungen, Blutungsneigung
Behandlung	Antibiotika (Tetracycline)
Impfung	Keine
Vorsorge	Hygiene

Loa-Loa (Calabar-Schwellung, Wanderfilarie oder subkutane Filariose)

Vorkommen	Weltweit
Risiko für Reisende	Mäßig
Krankheitserreger	Rundwürmer (Filarien)

Häufigkeit/Verbreitung	Häufig und weit verbreitet (Tropen)
Ansteckungsweg	Übertragung der Larven durch Mangrovenfliegen
Zeit bis zum Ausbruch	Monate
Krankheitszeichen	Teigige Schwellungen, Spannungsgefühl, Juckreiz der Haut
Behandlung	Benzimidazole
Impfung	Keine
Vorsorge	Schutz vor Insektenstichen

Lues s. Syphilis

Lungenegel (Paragonimiasis)

Vorkommen	Ostasien (Thailand, Japan, China, Korea, Taiwan, Philippinen), Afrika (Nigeria, Liberia), Südamerika (Peru, Ecuador)
Risiko für Reisende	Mäßig
Krankheitserreger	Fadenwürmer (Filarien; viele Arten)
Häufigkeit/Verbreitung	Häufig; verbreitet
Ansteckungsweg	Rohe Lebensmittel
Zeit bis zum Ausbruch	
Krankheitszeichen	Wie chronische Bronchitis, Nachtschweiß, Gewichtsabnahme, Tuberkulose-ähnlich
Behandlung	Benzimidazole
Impfung	Keine
Vorsorge	Lebensmittelhygiene, keine rohen Meeresfrüchte

Lungentuberkulose: s. Tuberkulose

Lyme Borreliose

Vorkommen	Weltweit
Risiko für Reisende	Mittel
Krankheitserreger	Bakterien (Borrelien)
Häufigkeit/Verbreitung	Häufig, weit verbreitet
Ansteckungsweg	Zeckenbisse
Zeit bis zum Ausbruch	1-6 (12) Wochen
Krankheitszeichen	Grippeartige Zeichen, blaurote, sich z.T. in girlandenförmigen Ringfiguren ausbreitende Hauterscheinung

Behandlung	(Erythema migrans) Amoxicillin, Cephalosporin, Doxycyclin
Impfung	Ggf. Impfstoff gegen Borrelien
Vorsorge	Meidung von Gebieten mit Zecken; abends Haut nach Zecken absuchen; Zecken sofort entfernen

Lymphogranuloma inguinale (Lymphogranuloma venerum, Lymphopathia venera, Durand-Nicolas-Favre-Krankheit)

Vorkommen	Vor allem Tropen
Risiko für Reisende	Gering
Krankheitserreger	Bakterien (Chlamydia trachomatis)
Häufigkeit/Verbreitung	
Ansteckungsweg	
Zeit bis zum Ausbruch	3-4 Wochen
Krankheitszeichen	Kleines, oft übersehenes, schmerzloses Geschwür im Genitalbereich; Schwellung der Leistenlymphknoten, Fieber, manchmal Hirnhautentzündung, schwere Spätkomplikationen an den Genitalien
Behandlung	Antibiotika (Doxycyclin)
Impfung	Keine
Vorsorge	Kein ungeschützter Geschlechtsverkehr

Lyssa: s. Tollwut

Madenwurm: s. Enterobiasis

Malaria

Vorkommen	Zwischen dem 40.-45. Nördlichen und dem 30.-40. Südlichen Breitengrad
Risiko für Reisende	Hoch
Krankheitserreger	Einzeller (verschiedene Arten von Plasmodium)
Häufigkeit/Verbreitung	Häufig / weitverbreitet
Ansteckungsweg	Übertragung der Erreger durch Mücken (Anopheles-Arten)
Zeit bis zum Ausbruch	Verschieden bei den verschiedenen Formen (6-40 Tage)

Krankheitszeichen	Schüttelfrost, hohes Fieber, Erbrechen, Durchfall, Kopfschmerzen, Kreislaufkollaps; bedrohliche Komplikationen mit Gehirn-, Nieren- und Lungenbeteiligung möglich
Behandlung	Chemotherapie nach Leitlinien der WHO, meist stationär
Impfung	Keine
Vorsorge	Prophylaxe abhängig von der Region; Details s.u.*

WHO-Region A: keine Prophylaxe oder Prophylaxe durch Chloroquin (5 mg/kg KG pro Woche, meist 1 x wöchentlich 2 Tabletten); Stand by: Chloroquin.

WHO-Region B: Chloroquin (5 mg/kg KG pro Woche, meist 1 x wöchentlich 2 Tabletten) und Proguanil (3-3,5 mg/kg KG meist 2 Tabletten pro Tag, je eine morgens und abends); Stand by: Mefloquin, Malarone®; Einnahmevorschriften mitführen.

WHO-Region C: Mefloquin oder Chloroquin und Proguanil (wie B-Gebiet) oder Malarone® bei Mefloquinunverträglichkeit oder Resistenzen gegen Mefloquin; Stand by: Mefloquin, Malarone®; Einnahmevorschriften mitführen. Mückenschutz (Kleidung, Moskitonetz, Repellentien, z.B. Autan®)); vor jeder Reise in mögliche Malariagebiete muss der Arzt sich über die aktuelle Situation im Zielgebiet sachkundig machen und entsprechende Anweisungen geben

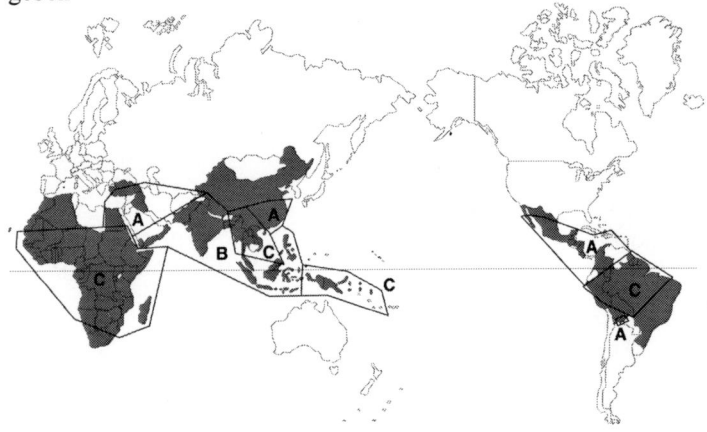

Abb. 10:   *Verbreitungskarte der Malaria mit WHO-Kategorien*

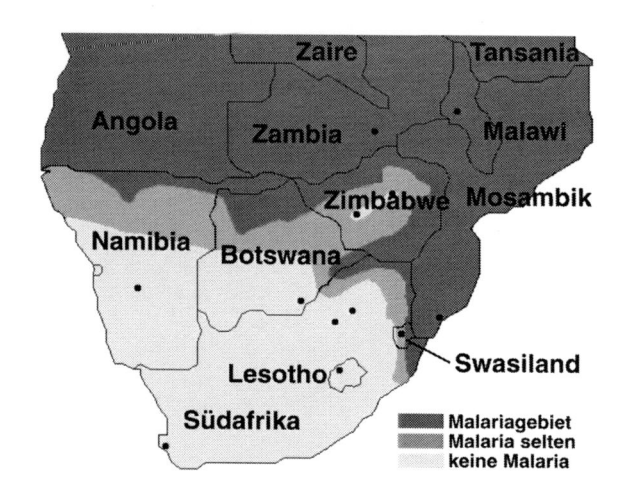

Abb. 11: *Detailkarte für die Verbreitung von Malaria im südlichen Afrika*

Marburg-Virus-Kranheit

Vorkommen	Zentralafrika, Ost- und Südafrika
Risiko für Reisende	Gering
Krankheitserreger	Marburg-Virus
Häufigkeit/Verbreitung	Selten
Ansteckungsweg	Nicht im Detail bekannt
Zeit bis zum Ausbruch	
Krankheitszeichen	Akute, fiebrige Erkrankung mit Kopfschmerzen, Muskelschmerzen vor allem im Bereich der Lenden, Rachenentzündung, Übelkeit, Erbrechen, Durchfall, schwerste Blutungsneigung, Schockzustände, Delirium, Tod nach 6-9 Tagen
Behandlung	Keine
Impfung	Keine
Vorsorge	Regionen mit bekannten Fällen meiden

Masern

Vorkommen	Weltweit
Risiko für Reisende	Gering
Krankheitserreger	Masernvirus
Häufigkeit/Verbreitung	Selten
Ansteckungsweg	Tröpfcheninfektion von Mensch zu Mensch
Zeit bis zum Ausbruch	9-12 Tage
Krankheitszeichen	Grobfleckiger Hautausschlag, hohes Fieber, Husten, Schnupfen, Bindehautentzündung, Lichtscheu, schwere Durchfälle; Komplikationen möglich (Lungenentzündung, Ohrentzündung, Pseudokrupp, Fieberkrämpfe, Hirnentzündung)
Behandlung	Keine
Impfung	Masernimpfstoff; Impfung jederzeit möglich; 1 Injektion i.m. oder s.c.; schützt meist jahrzehntelang
Vorsorge	Keine; ggf. Menschenansammlungen bzw. Kontakt mit Erkrankten meiden

Medinawurm: s. Dracunculose

Mediterranes Zeckenbiss-Fieber (Fièvre boutonneuse, altweltliches Zeckenbiss-Fieber)

Vorkommen	Europa, Schwarzmeer, Mittelmeer
Risiko für Reisende	Mäßig
Krankheitserreger	Bakterien (Rickettsia conori)
Häufigkeit/Verbreitung	Sporadisch
Ansteckungsweg	Zeckenbisse
Zeit bis zum Ausbruch	5-7 Tage
Krankheitszeichen	Fieber für 5 Tage bis 2 Wochen, fleckenförmiger Hautausschlag am 5. Tag
Behandlung	Antibiotika (Chloramphenicol)
Impfung	Keine
Vorsorge	Vermeidung von Zeckenbissen; Zecken sofort entfernen

Melioidose (Pseudorotz)

Vorkommen	Südostasien
Risiko für Reisende	Gering

Krankheitserreger	Bakterien (Pseudomonas pseudomallei)
Häufigkeit/Verbreitung	Selten
Ansteckungsweg	Lebensmittel, Körperkontakt
Zeit bis zum Ausbruch	3-14 Tage
Krankheitszeichen	Durchfall, Erbrechen, Abszesse; hohe Sterblichkeitsrat
Behandlung	Antibiotika (Cephalosporine, Gyrasehemmer)
Impfung	Keine
Vorsorge	Nahrungsmittelhygiene, Personenkontakte meiden

Meningokokken-Meningitis

Vorkommen	Weltweit, besonders Brasilien, Afrika südlich der Sahara, Indien, Nepal
Risiko für Reisende	Gering
Krankheitserreger	Bakterien (Neisserien, Streptokokken und Haemophilus influenzae)
Häufigkeit/Verbreitung	Selten
Ansteckungsweg	Tröpfcheninfektion
Zeit bis zum Ausbruch	2-5 Tage
Krankheitszeichen	Starke Kopfschmerzen, Erbrechen, hohes und schwankendes Fieber, Genickstarre, Hämorrhagien (Blutungen in die Haut), Blutvergiftung
Behandlung	Antibiotika (Chloramphenicol); stationäre, intensivmedizinische Behandlung
Impfung	Ja; empfehlenswert für in den Regionen beruflich Tätige, Abenteuerreisende und Mekka-Pilger (zur Zeit der Hadj vorgeschrieben)
Vorsorge	Menschenansammlungen und Kontakt mit Erkrankten meiden

Milzbrand (Anthrax)

Vorkommen	Weltweit
Risiko für Reisende	Gering
Krankheitserreger	Bakterien (Bacillus anthracis)
Häufigkeit/Verbreitung	Selten
Ansteckungsweg	Infektion durch direkten Kontakt mit Pflanzenfressern, Tierhäute, Felle, Knochen, Knochenprodukte; Eindringen der Erreger durch kleine Hautver-

	letzungen; Einatmen von verseuchten Stäuben oder Tröpfchennebel; Verzehr von ungenügend erhitztem Fleisch oder Innereien erkrankter Tiere
Zeit bis zum Ausbruch	Stunden bis 7 Tage, meist 2 Tage
Krankheitszeichen	Hautrötung mit schwarzem Zentrum, Lymphknotenschwellung, Fieber, lebensbedrohliche Komplikationen möglich
Behandlung	Antibiotika (Penicillin G)
Impfung	Steht zur Zeit in Deutschland nicht zur Verfügung
Vorsorge	Keine; Kontakte mit Haustieren meiden

Neuweltliches Zeckenbiss-Fieber: s. Rocky Mountain Spotted Fever

Nipah-Krankheit

Vorkommen	Malaiische Halbinsel, Teile von Bangladesch, Indien
Risiko für Reisende	Gering
Krankheitserreger	Nipah-Virus
Häufigkeit/Verbreitung	Selten
Ansteckungsweg	Körperflüssigkeiten von erkrankten Tieren, die von fruchtfressenden Fledermäusen infiziert wurden
Zeit bis zum Ausbruch	
Krankheitszeichen	Grippeähnlich, hohes Fieber Muskelschmerzen, Halsentzündungen, Schwindel, schwere Verläufe mit Todesfolge möglich, Sterberate bei 50%
Behandlung	Keine
Impfung	Keine
Vorsorge	Tierkontakte in Risikoregionen meiden

Noroviren-Gastroenteritis

Vorkommen	Auf US-Kreuzfahrtschiffen
Risiko für Reisende	Hoch
Krankheitserreger	Norovirus
Häufigkeit/Verbreitung	23 Millionen Fälle jährlich
Ansteckungsweg	Übertragung von Mensch zu Mensch, verschmutzte Oberflächen, Speisen,

	Getränke
Zeit bis zum Ausbruch	
Krankheitszeichen	Plötzliche Übelkeit, Erbrechen, wässrige Durchfälle; Komplikationen möglich bei Älteren, Kindern und Kranken durch starke Austrocknung
Behandlung	Keine; auf ausreichendes Trinken achten
Impfung	Keine
Vorsorge	Mitführen eines Hautdesinfektionsmittels auf Kreuzfahrten; häufiges Händedesinfizieren

Ohara's Erkrankung: s. Tularämie

O´nyong-nyong

Vorkommen	Äquatorialafrika, Ostafrika
Risiko für Reisende	Hoch
Krankheitserreger	Virus
Häufigkeit/Verbreitung	In den Regionen epidemisch
Ansteckungsweg	Übertragung der Viren durch Mücken (Anopheles-Arten)
Zeit bis zum Ausbruch	8 Tage
Krankheitszeichen	Fieber, Gelenkschmerzen, Hautausschlag, Lymphknotenschwellungen (Halsregion)
Behandlung	Keine
Impfung	Keine
Vorsorge	Mückenschutz

Opisthorchiasis: s. Kleiner Leberegel

Oxyuriasis: s. Enterobiasis

Paragonimiasis: s. Lungenegel

Pest

Vorkommen	Naturherde in Asien (Zentral- und SO-Asien, Indonesien), Afrika (Zentral- und Südafrika, Madagaskar) und Amerika (SW der USA, Mexiko, Zentral-

	und Südamerika)
Risiko für Reisende	Gering
Krankheitserreger	Bakterien (Yersinia pestis)
Häufigkeit/Verbreitung	Selten
Ansteckungsweg	Übertragung durch Flohbisse von Ratten und Kleinnagern auf Menschen, durch direkten Kontakt mit Tieren (auch Katzen); Lungenpest durch Tröpfcheninfektion von Mensch zu Mensch
Zeit bis zum Ausbruch	2-8 Tage
Krankheitszeichen	Schwerwiegende Krankheitserscheinungen bis zur Pestsepsis (Blutvergiftung) und Tod
Behandlung	Antibiotika
Impfung	Möglich; Impfstoff steht zur Zeit in Deutschland nicht zur Verfügung (in USA, Canada, GUS vorhanden)
Vorsorge	Vermeidung von Flohbissen und Umgang mit Kleinnagern

Polio (Kinderlähmung)

Vorkommen	Entwicklungsländer Afrikas und Asiens
Risiko für Reisende	Gering
Krankheitserreger	Poliomyelitis-Virus
Häufigkeit/Verbreitung	Selten, verbreitet in einigen Ländern Asiens und Afrikas
Ansteckungsweg	Nahrung und Trinkwasser
Zeit bis zum Ausbruch	7-14 Tage
Krankheitszeichen	Fieber, Kopf- und Gliederschmerzen, Übelkeit, Erbrechen und Verdauungsstörungen; später Lähmungen
Behandlung	Keine
Impfung	Details s.u.*
Vorsorge	Lebensmittel- und Trinkwasserhygiene

*Injektionsimpfstoff IPV; zwei Injektionen im Abstand von 6-8 Wochen; Auffrischen im Alter von 6-17 Jahren bzw. alle 10 Jahre; Schluckimpfung als Erstimpfung nicht empfohlen

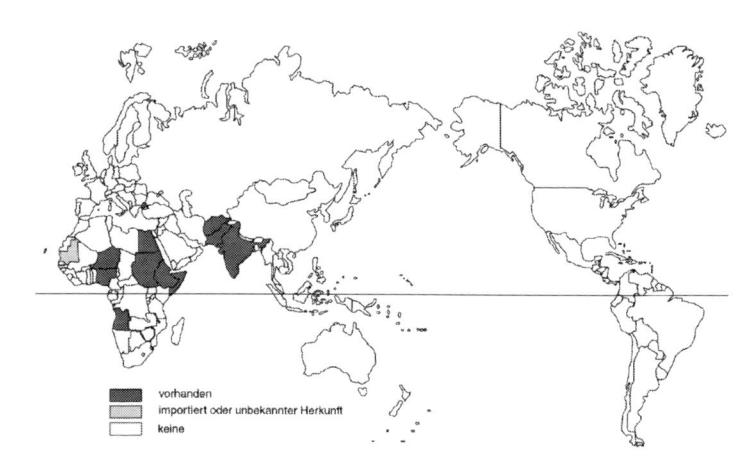

Abb. 12: *Verbreitungskarte der Kinderlähmung (Polio)*

Q-Fieber (Balkangrippe, Wüstenfieber, Schlachthausfieber)

Vorkommen	Weltweit
Risiko für Reisende	Gering
Krankheitserreger	Bakterien
Häufigkeit/Verbreitung	Selten
Ansteckungsweg	Einatmen von infiziertem Staub in der Nähe von Tieren; Milch, Zeckenbiss
Zeit bis zum Ausbruch	3 Wochen
Krankheitszeichen	Grippeartig, verschiedene Komplikationen
Behandlung	Antibiotika
Impfung	Keine
Vorsorge	Zeckenschutz, meiden von Tierkontakten

Polyarthritis epidemica: s. Epidemische Polyarthritis

Rabies: s. Tollwut

Red tide: s. Algenblüte

Reisedurchfall (Reisediarrhoe)

Vorkommen	Weltweit
Risiko für Reisende	Hoch
Krankheitserreger	Viren, Bakterien, Parasiten
Häufigkeit/Verbreitung	30-80%; weitverbreitet
Ansteckungsweg	Aufname meist mit Trinkwasser oder Nahrung
Zeit bis zum Ausbruch	Verschieden
Krankheitszeichen	Durchfall, Erbrechen; oft harmlos; manchmal schwerer Verlauf mit Blut im Stuhl und langanhaltendem Durchfall
Behandlung	In leichten Fällen nicht nötig; ausreichende Flüssigkeits- und Elektrolytergänzung (Salze); evtl. Loperamid, in schweren Fällen ärztliche Behandlung
Impfung	Keine
Vorsorge	Lebensmittel- und Trinkwasserhygiene; ggf. Utensilien zur Trinkwasserdesinfektion mitnehmen

Rocky Mountain Spotted Fever (Felsengebirgsfieber, neuweltliches Zeckenbiss-Fieber, RSMF)

Vorkommen	Nordwesten Amerikas, Brasilien
Risiko für Reisende	Mäßig
Krankheitserreger	Bakterien (Rikettsia rickettsii)
Häufigkeit/Verbreitung	Sporadisch
Ansteckungsweg	Übertragung durch Schildzecken
Zeit bis zum Ausbruch	Ca. 1 Woche
Krankheitszeichen	Fieber für 2-3 Wochen, Lichtscheu, Ausschlag an Hand und Fußgelenken, später am ganzen Körper; Verwirrtheit, Koma, Hör- und Sehstörungen, Gerinnungsstörungen und Blutungen möglich
Behandlung	Antibiotika (Chloramphenicol)
Impfung	Keine
Vorsorge	Schutz vor Zecken; Zecken sofort entfernen

Ross-River-Disease: s. Epidemische Polyarthritis

Rückfallfieber

Vorkommen	Weltweit
Risiko für Reisende	Mäßig
Krankheitserreger	Bakterien (Borrelienarten)
Häufigkeit/Verbreitung	Häufig, weit verbreitet
Ansteckungsweg	Biss bestimmter Läuse oder Zecken
Zeit bis zum Ausbruch	4-18 Tage
Krankheitszeichen	Bis zu 10 Fieberschübe, Milz- und Lebervergrößerung, Schleimhautblutungen, Muskel- und Gelenkschmerzen
Behandlung	Amoxicillin, Cephalosporin, Doxycyclin
Impfung	Keine
Vorsorge	Meidung von Gebieten mit Zecken und Läusen; abends Haut nach Zecken und Läusen absuchen und sofort entfernen

Sandfloh-Befall (Tungiasis)

Vorkommen	Tropische Bereiche von Zentral- und Südamerika, Asien, Afrika
Risiko für Reisende	Gering
Krankheitserreger	Tropischer Sandfloh (Tunga penetrans)
Häufigkeit/Verbreitung	Selten
Ansteckungsweg	Flohweibchen bohrt sich tief in die Haut ein
Zeit bis zum Ausbruch	
Krankheitszeichen	Prall-elastisches, druckschmerzhaftes, stark juckendes Knötchen; Infektionen durch Kratzen
Behandlung	Chirurgisches Entfernen der Tiere, Desinfektion
Impfung	Keine
Vorsorge	Flohbisse vermeiden; nicht barfuß laufen; Tetanus-Impfschutz

SARS (Schweres akutes respiratorisches Syndrom, Severe Acute Respiratory Syndrome)

Vorkommen	Weltweit, besonders China, Taiwan
Risiko für Reisende	Gering
Krankheitserreger	Coronavirus
Häufigkeit/Verbreitung	Selten

Ansteckungsweg	Tröpfcheninfektion von Mensch zu Mensch
Zeit bis zum Ausbruch	2-7 Tage
Krankheitszeichen	Hohes Fieber mit einem oder mehreren Atmungsproblemen (Husten, Kurzatmigkeit, sonstige)
Behandlung	Keine
Impfung	Keine
Vorsorge	Beachtung von Reisewarnungen der WHO; zur Zeit keine Infektionsgefahr mehr

Schistosomiasis: s. Bilharziose

Schlachthausfieber: s. Q-Fieber

Schlafkrankheit (Afrikanische Trypanosomiasis)

Vorkommen	Einige Regionen des tropischen Afrika
Risiko für Reisende	Gering
Krankheitserreger	Einzeller (Trypanosomen)
Häufigkeit/Verbreitung	Selten; Lokal begrenzte Herde
Ansteckungsweg	Übertragung durch Tsetsefliegen
Zeit bis zum Ausbruch	
Krankheitszeichen	Schmerzhafte Schwellung nach Stich; unbehandelt: Fieber, Allgemeinerscheinungen, Befall innerer Organe, chronische Hirnhautentzündung, Persönlichkeitsveränderungen, Verwirrtheitszustände, Kräfteverfall, Tod
Behandlung	Chemotherapie (Suramin, Melarsoprol, Pentamidin)
Impfung	Keine
Vorsorge	Meidung der entsprechenden Regionen, Stiche der Tsetsefliege vermeiden

Schweres akutes respiratorisches Syndrom: s. SARS

Syphilis (Lues)

Vorkommen	Weltweit
Risiko für Reisende	Gering
Krankheitserreger	Bakterien (Treponema pallidum)

Häufigkeit/Verbreitung	Gering
Ansteckungsweg	Geschlechtsverkehr, Transfusionen, Verletzungen, Schwangerschaft
Zeit bis zum Ausbruch	8-21 Tage
Krankheitszeichen	Zentimetergroße, gerötete, nässende, hochinfektiöse Schwellung an der Eintrittsstelle des Erregers; Schwellung der Leistenlymphknoten; Hautsymptome; Spontanheilung in 30%; Gewebszerfall, Nervenschädigungen
Behandlung	Antibiotika (Tetracycline, Penicilline, Chloromycetin, Erythromycin)
Impfung	Keine
Vorsorge	Kein ungeschützter Geschlechtsverkehr

Taeniasis: s. Bandwurm

Tetanus (Wundstarrkrampf)

Vorkommen	Weltweit
Risiko für Reisende	Hoch
Krankheitserreger	Bakterien (Clostridium tetani)
Häufigkeit/Verbreitung	Weit verbreitet (300.000-500.000 Erkrankungen pro Jahr weltweit geschätzt)
Ansteckungsweg	Bagatellverletzungen
Zeit bis zum Ausbruch	4-14 Tage (evtl. länger)
Krankheitszeichen	Schmerzen der Kau-, Bauch- und Rückenmuskulatur, Kiefersperre, entstellende Verkrampfung der Gesichtsmuskulatur, Schluck- und Atemstörungen
Behandlung	Wundhygiene, passive Impfung, intensivmedizinische Therapie
Impfung	Details s.u.*
Vorsorge	Verschmutzung auch kleiner Verletzungen, Tierbisse vermeiden

*Grundimmunisierung durch zwei Injektionen im Abstand von 4-8 Wochen, dritte Injektion nach 6-12 Monaten; Auffrischungsimpfungen im Abstand von 10 Jahren (nach Verletzungen 5 Jahre); Kombination mit Diphtherie-Auffrischimpfung bzw. mit einer Diphtherie-Polio-Impfung oder einer Diphtherie-Polio-Pertussis-Impfung möglich

Tollwut (Rabies, Lyssa)

Vorkommen	Mit Ausnahmen weltweit (z.B. nicht in Australien, Skandinavien, Japan, Grönland)
Risiko für Reisende	Gering
Krankheitserreger	Lyssa-Virus
Häufigkeit/Verbreitung	Selten; weit verbreitet
Ansteckungsweg	Übertragung durch den Speichel bei Bissen und Kratzern von Hunden, Füchsen, Skunks, Waschbären, Mungos, Affen, Katzen, Fledermäusen
Zeit bis zum Ausbruch	20-60 Tage
Krankheitszeichen	Schmerzen in der Bisswunde, Unruhe, Kopfschmerzen, Fieber, Krämpfe, Delirium, Speichelfluss, Wutanfälle; Tod am 3.-5. Tag nach Ausbruch der Krankheit
Behandlung	Sechs Injektionen eines Tollwutimpfstoffes gefolgt von weiteren Impfungen nach 3, 7, 14, 30 und 90 Tagen, sowie sofortige Gabe eines Hyperimmunglobulins
Impfung	Tollwutimpfung an den Tagen 0, 7, 21 oder 0, 7, 28; bei anhaltendem Risiko: alle 2 Jahre; nach tollwutverdächtiger Bissverletzung: 2-3 Dosen
Vorsorge	Kontakte mit Tieren meiden

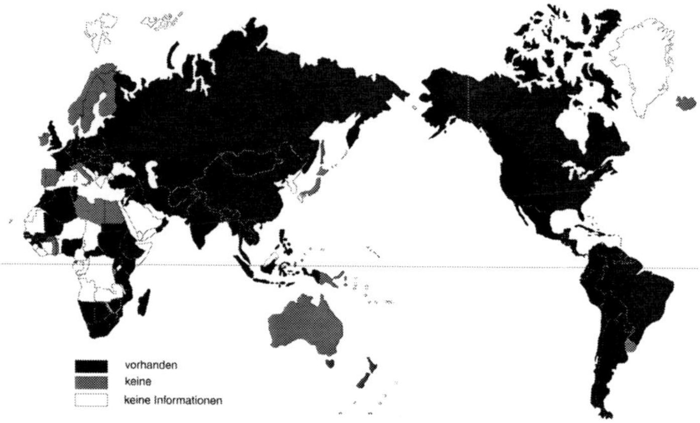

Abb. 13:   *Verbreitungskarte der Tollwut*

Trachom (Conjunctivitis trachomatosa)

Vorkommen	Besonders Afrika, Italien, Osteuropa
Risiko für Reisende	Gering
Krankheitserreger	Chlamydia trachomatis
Häufigkeit/Verbreitung	Selten; weit verbreitet
Ansteckungsweg	Schwangerschaft, infektiöses Augensekret (Fliegen und Schmierinfektionen), Hände
Zeit bis zum Ausbruch	6-10 Tage
Krankheitszeichen	Hochgradige Infektion der Augen, Schwellung u. Sekretion der Bindehäute; dann chronische Entzündung und Bindehautwucherungen, die narbig heilen, Lidschrumpfung und andere Lidveränderungen oder typische Hornhautentzündung die oft zu Erblindung führt
Behandlung	Antibiotika (Doxycyclin)
Impfung	Keine
Vorsorge	Allgemeine Hygienemaßnahmen

Trichinose

Vorkommen	Weltweit außer Australien
Risiko für Reisende	Gering
Krankheitserreger	Fadenwurm (Trichinella spiralis)
Häufigkeit/Verbreitung	Selten
Ansteckungsweg	Aufnahme der Larven (Trichinen) mit rohem Fleisch
Zeit bis zum Ausbruch	1-2 Tage
Krankheitszeichen	Durchfall, Erbrechen, Muskelschmerzen, Hauterscheinungen, aufgedunsenes Gesicht, rote Augen; Organkomplikationen möglich
Behandlung	Chemotherapie (Benzimidazole)
Impfung	Keine
Vorsorge	Verzehr von rohem Fleisch in Ländern ohne gesetzliche Fleischbeschau vermeiden

Tuberkulose (Lungentuberkulose)

Vorkommen	Weltweit
Risiko für Reisende	Gering
Krankheitserreger	Tuberkelbakterien
Häufigkeit/Verbreitung	Selten; häufig in Entwicklungsländern
Ansteckungsweg	Tröpfcheninfektion; infizierte Kuhmilch
Zeit bis zum Ausbruch	
Krankheitszeichen	Anhaltender Husten, Fieber, Schweißneigung, Appetitverlust, Gewichtsabnahme; gelegentlich schwere Verläufe
Behandlung	Antibiotika (u.a. Isoniazid, Pyrazinamid, Streptomycin)
Impfung	Schutzimpfung möglich
Vorsorge	Kontakt mit Erkrankten meiden

- >300
- 100-300
- 50-100
- 10-50
- <10

Häufigkeit pro 100.000 geschätzt

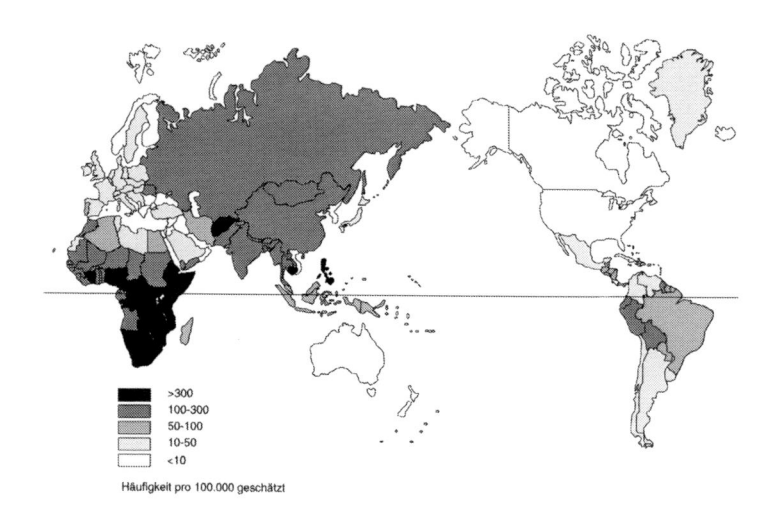

Abb. 14:   *Verbreitungskarte und jährliche Erkrankungsfälle der Tuberkulose*

Tularämie (Kaninchenfieber, Ohara's Erkrankung)

Vorkommen	Nördliche Hemisphäre (GUS, Japan, USA, Kanada)
Risiko für Reisende	Gering
Krankheitserreger	Bakterien (Francisella tularensis, Biovar tularensis, Biovar palaearctica)
Häufigkeit/Verbreitung	
Ansteckungsweg	Haut- oder Schleimhautkontakt mit infektiösem Tiermaterial, Verzehr von nicht ausreichend erhitztem Fleisch (Hasen), Übertragung durch Stechmücken oder Zecken, Aufnahme mit Trinkwasser, Inhalation von infektiösem Staub
Zeit bis zum Ausbruch	2-10 Tage
Krankheitszeichen	Unterschiedlich
Behandlung	Antibiotika (Streptomycin, Gentamycin, Tobramycin, Tetracycline, Chloramphenicol)
Impfung	Lebendimpfstoff
Vorsorge	Meidung von Tierkontakten und Insektenbissen

Tungiasis: s. Sandfloh-Befall

Tripper: s. Gonorrhoe

Typhus / Paratyphus
Vorkommen	Weltweit
Risiko für Reisende	1:30.000; in Indien, Ägypten, Algerien, Marokko und Senegal 1:3.000
Krankheitserreger	Bakterien (Salmonella typhi)
Häufigkeit/Verbreitung	In einigen Regionen häufig und weitverbreitet
Ansteckungsweg	Direkte Kontakte mit Infizierten, verseuchte Nahrung und Trinkwasser
Zeit bis zum Ausbruch	1-3 Wochen
Krankheitszeichen	Fieber, Hauterscheinungen, Verstopfung, Durchfall, Hirnödem, Darmblutungen; Bauchfellentzündungen, Herz-, Blasenentzündungen als mögliche Komplikationen
Behandlung	Antibiotika (Chloramphenicol)
Impfung	Impfung oder Schluckimpfung möglich
Vorsorge	Allgemeine Hygiene; Vermeiden belasteter Lebensmittel (Rohkostsalate, Rohmuscheln, unsauberes Trinkwasser)

Weicher Schanker (Ulcus molle)
Vorkommen	Tropen, Subtropen
Risiko für Reisende	Gering
Krankheitserreger	Bakterien (Haemophilus ducreyi)
Häufigkeit/Verbreitung	Selten
Ansteckungsweg	Geschlechtsverkehr
Zeit bis zum Ausbruch	3-14 tage
Krankheitszeichen	Schmerzhafte Geschwüre im Genitalbereich, Lymphknotenschwellungen
Behandlung	Antibiotika (Erythromycin, Ceftriaxon, Cotrimoxazol, Amoxicillin, Ciprofloxacin)
Impfung	Keine
Vorsorge	Kein ungeschützter Geschlechtsverkehr

West-Nil-Fieber

Vorkommen	Afrika, Südfrankreich, Indien, Indonesien, Mittlerer Osten, Ägypten, Israel
Risiko für Reisende	Gering
Krankheitserreger	Flavivirus
Häufigkeit/Verbreitung	Selten
Ansteckungsweg	Stechmücke (Culex)
Zeit bis zum Ausbruch	3-12 tage
Krankheitszeichen	Schneller Fieberanstieg, Schüttelfrost, Benommenheit, Kopf- und Augenschmerzen, Lymphknotenschwellungen, Hauterscheinungen; Komplikationen selten
Behandlung	Keine
Impfung	Keine
Vorsorge	Schutz vor Stechmücken

Wuchereria: s. Filariose, lymphatische

Wüstenfieber: s. Q-Fieber

Zerkariendermatitis: s. Badedermatitis

Tipps zur Reiseapotheke

ALLGEMEINES

Bei der Zusammenstellung einer Reiseapotheke gilt es, ein vernünftiges Maß zu finden. Es ist nicht sinnvoll, alle nur möglichen Eventualitäten berücksichtigen zu wollen, da dies den Umfang des Reisegepäcks erheblich vergrößern kann. Folgendes sollte man allerdings berücksichtigen:

- *Vorliegende Erkrankungen*, die einer Dauermedikation bedürfen, z.b. Diabetes, Bluthochdruck. Für solche Erkrankungen müssen Medikamente in ausreichender Menge mitgenommen werden, am besten für einen Zeitraum, der die geplante Urlaubsdauer um eine Woche überschreitet. Dann bleibt bei planmäßiger Rückkehr noch genug Zeit, um neue Medikamente zu besorgen. Bei Flugreisen gehören Medikamente, die regelmäßig eingenommen werden müssen, immer in das Handgepäck! Dasselbe gilt für Medikamente, die bei bestehenden Erkrankungen akute Beschwerden lindern, z.b. Asthmaspray oder Nitrospray.
- *Typische Reisekrankheiten*, wie Durchfall, Verstopfung, Magenverstimmung, kleinere Verletzungen oder Infektionen. Die Medikamente hierfür gehören in das normale Reisegepäck.
- *Reiselandtypische Medikation*. Hierbei wird es sich in den meisten Fällen z.B. um eine Malariaprophylaxe handeln. Je nach Einnahmemodus gehören solche Medikamente ebenfalls in das Handgepäck.

In den folgenden Fällen gehört eine ärztliche Bescheinigung – möglichst in Englisch – mit Stempel und Unterschrift eines Arztes zu den Reiseunterlagen, aus der hervor geht, dass die Medikamente und Utensilien medizinisch notwendig sind:

- Sie benötigen Opiat-haltige Schmerzmittel. Für Reisen außerhalb Europas empfiehlt sich immer, diesbezüglich bei der Vertretung des Reiselandes nachzufragen.

- Sie sind Diabetiker und müssen Insulin spritzen.
- Sie sind Allergiker und brauchen ein Allergieset mit Antihistaminikum, Cortison und Calcium (ggf. mit Spritzen).
- Sie müssen aus irgendeinem medizinischen Grund Fertigspritzen oder sterile Kanülen im Handgepäck mitführen.

Kosten

Reisemedizinische Beratung und Medikation gehört nicht zum Leistungskatalog der gesetzlichen Krankenkassen, sondern müssen privat bezahlt werden. An dieser Stelle zu sparen, wäre jedoch kurzsichtig. Schließlich machen die Kosten – verglichen mit den Gesamtkosten für die Reise – meist nur einen kleinen Anteil aus. Sparen kann man aber dennoch, denn in der Regel reicht von den typischen „Reisemedikamenten" meist die kleinste Packung aus. Außerdem: Viele Medikamente sind über einen längeren Zeitraum haltbar und können auch noch bei der nächsten Reise verwendet werden. Aber Achtung: Vor Reiseantritt sollte jedes Mal das Verfallsdatum geprüft werden!

CHECKLISTE REISEAPOTHEKE

Die Reiseapotheke sollte für folgende Fälle ausgerüstet sein:

- ❑ Persönliche Medikamente, die regelmäßig eingenommen werden oder als Notfallmedizin mitgeführt werden müssen (z.B. Insulin, Medikamente gegen Bluthochdruck, Schmerzmittel, Asthmaspray, Nitrospray u.s.w.)
- ❑ Schmerzen (Aspirin®, Paracetamol)
- ❑ Übelkeit und Reisekrankheit (Vomex®, Scopolamin-Pflaster)
- ❑ Magenverstimmung, Sodbrennen (Antazidum)
- ❑ Durchfall (z.B. Loperamid, Perenterol®)
- ❑ Verstopfung (Früchtewürfel, pflanzliche Abführmittel)
- ❑ Infektionen (Antibiotika mit unterschiedlichen Wirkspektren, z.B. Gyrasehemmer, Cephalosporin, Penicillin oder andere)
- ❑ Allergische Reaktionen (Antihistaminikum, z.B. Fexofenadin, Loratadin)

- ❏ Juckreiz (Antihistaminika als Gel, z.b. Fenistil®)
- ❏ Pilzinfektionen (z.b. Canesten®)
- ❏ Mückenabwehr (z.b. Autan®)
- ❏ Sonnenbrand (Sonnenschutzcreme, Cortisoncreme)
- ❏ Rheumatische Beschwerden, Zerrungen (Rheumasalbe, Mobilat®)
- ❏ Verbrennungen (Brand- und Wundgel, z.b. Medice®)
- ❏ Verletzungen (Verbandmaterial: Wundschnellverband, 6 cm breit, Mullbinden, 6 und 8 cm breit, elastische und nicht elastische Kompressen, ein Päckchen steriles Pflaster, eine Rolle Heftpflaster, spitze (!) Pinzette (die aus dem Schweizer Messer reicht meist nicht), Schere; Wundsalbe, z.b. Multilind®, Bepanthen®)
- ❏ Desinfektion (sterile Alkoholtupfer, 70%-iger Alkohol, Betaisodona®; zur Not geht auch ein Erfrischungstuch oder hochprozentiger Branntwein)
- ❏ Notfallinjektionen durch einen fremden Arzt in Ländern mit fraglichen hygienischen Versorgungsstandards: 4 Einwegspritzen (5 ml) und 4 Kanülen (Nr. 2)
- ❏ Empfängnisverhütung wie „Antibabypille", Kondome – diese auch zur Vermeidung sexuell übertragbarer Erkrankungen

HINWEISE ZUR SELBSTMEDIKATION

Wenn man auf Reisen krank wird, ist oft der Griff in die eigene Reiseapotheke naheliegend. Dabei kann es vorkommen, dass man trotz reisemedizinischer Beratung durch den Hausarzt nicht mehr so genau weiß, wie man ein bestimmtes Medikament anwenden muss und welche weiteren Maßnahmen ergriffen werden sollten. Für solche Fälle ist es hilfreich, wenn man sich vor Reiseantritt die Anwendungshinweise des Arztes auf einen Extrazettel aufgeschrieben und in die jeweilige Packung gelegt hat. Damit vermeidet man das Studium der oft sehr langen Beipackzettel. Nachfolgend sind einige Hinweise zusammengefasst, die für die Selbstmedikation hilfreich sein können. Keinesfalls sollen sie von einem notwendigen Arztbesuch abhalten, wenn sich Beschwerden als außergewöhnlich stark oder anhaltend erweisen.

Schmerzen

Aspirin® ist seit Jahrzehnten bekannt und bewährt bei leichteren Schmerzen. Wer jedoch magenempfindlich ist, kommt vielleicht besser mit Paracetamol zurecht.

Ein Problem auf Reisen sind Zahnschmerzen. Treten sie beim Kauen oder wechselnden Temperaturen auf, kann eine defekte Zahnfüllung der Grund sein. Dann hilft nur ein Gang zum Zahnarzt. Kann man die Schmerzen vorübergehend durch Kühlung lindern, spricht das für einen entzündlichen Vorgang, der ebenfalls von einem Arzt behandelt werden muss. In solchen Fällen ist es sehr fraglich, ob ein Antibiotikum hilft. Allenfalls Penicillin (Penicillin V; Dosierung nach Vorschrift; Gegenanzeigen beachten) wird bei Zahnschmerzen eingesetzt. Falls der Hausarzt dies vor Reiseantritt aufgeschrieben hat, kann man es nach seinen Vorschriften einnehmen.

Verdauungsbeschwerden

Nicht nur Durchfall sondern auch hartnäckige *Verstopfung* können die Urlaubsstimmung erheblich trüben. Sie ist oftmals Folge einer langen Reise (mangelnde Bewegung) oder eines verschobenen Tagesrhythmus, z.B. durch Zeitverschiebungen. Als Allgemeinmaßnahmen sind der Verzehr von ballaststoffreichen Nahrungsmitteln (Müsli mit Kleie, Leinsamen) und Yoghurt zu empfehlen, zusammen mit ausreichender Flüssigkeitszufuhr und Bewegung. Früchtewürfel können ebenfalls hilfreich sein, ebenso pflanzliche Abführmittel. Diese sollte man jedoch vorsichtig dosieren, vor allem, wenn man sie nicht gewöhnt ist, da sie sonst auch zu Bauchkrämpfen oder allzu drastischer Wirkung führen können.

Bei *Durchfall* ist das bekannte Hausmittel aus Cola mit Salzstangen durchaus sinnvoll. Es kombinierte die Flüssigkeitszufuhr mit Zucker aus dem Colagetränk und mit Salz aus dem Salzgebäck. Obwohl Rotwein ebenfalls positiv bei Durchfall wirken kann, sollte man prinzipiell Alkohol meiden, da er u.a. einen erhöhten Flüssigkeitsbedarf erzeugt. Colagetränke haben den Nachteil, dass sie Coffein enthalten, das ebenfalls den Flüssigkeitsbedarf erhöht.

Es ist unter solchen Umständen auch nicht sinnvoll, Getränke an einer Bar einzunehmen, wo sie mit fragwürdigen Eiswürfeln gemischt werden. Also lieber versuchen, noch verschlossene Originalflaschen zu erwerben.

Eine medikamentöse Behandlung von Durchfall sollte man zunächst mit Kohletabletten nach Vorschrift beginnen. Ist der Durchfall jedoch sehr heftig und schlagen Kohletabletten nicht an, wird in vielen Fällen eine kurz andauernde Einnahme von Loperamid (vom Hausarzt vorher verschreiben lassen) helfen. Dieses Medikament darf aber nicht über längere Zeit ohne ärztlichen Rat eingenommen werden. Besonders dann, wenn der Durchfall mit heftigen Bauchschmerzen, erhöhter Körpertemperatur und Schüttelfrost einher geht, ist die Konsultation eines Arztes unerlässlich, der ein geeignetes Antibiotikum zur Behandlung verschreiben kann. Denn weder durch Kohletabletten noch durch Loperamid werden die Krankheitskeime abgetötet, sondern nur die durch die Krankheitskeime verursachten Beschwerden gelindert.

Andere Medikamente wie z.B. Perenterol® können auch über einen längeren Zeitraum eingenommen werden; sie enthalten Hefepilze, die die natürliche Darmflora unterstützen und eine Besiedlung mit schädlichen Keimen reduzieren oder verhindern können.

Infektionen

Neben Durchfällen treten auf Reisen oft Infektionen der Atemwege oder der Blase auf. In beiden Fällen sind Gyrasehemmer gut wirksam, sofern es sich um bakterielle Infektionen handelt. Gegen einen Schnupfen, der in der Regel von einem Virus ausgelöst wird, nützen Antibiotika nicht.

In heißen Ländern sind oft Klimaanlagen die Ursache für Erkältungen. Schon im Flugzeug sollte man sich daher vor Zugluft schützen. Aber auch in Hotels, im Reisebus oder Mietwagen gilt es, die Nebenwirkungen von Klimaanlagen zu vermeiden, indem man ein langärmliges Hemd oder einen Pullover griffbereit hält und sich nicht dem direkten Luftstrom von Klimaanlagen oder offenen Fahrzeugfenstern aussetzt.

Sonnenbrand

Ein guter Sonnenschutz (Sonnencreme mit Lichtschutzfaktor 20 und höher und geeignete Bekleidung und Kopfbedeckung) ist in sonnigen Ländern, im Hochgebirge und am Meer unerläßlich. Das gilt gerade für Länder, in denen durch das „Ozonloch" der UV-Anteil am Sonnenlicht besonders hoch ist (z.B. Australien). Hellhäutige Menschen sollten diesbezüglich sehr achtsam sein und sich nur wohldosiert der Sonne aussetzen. Jeder Sonnenbrand birgt die Gefahr von Hautkrebs (Melanom)!

Kommt es dennoch zum Sonnenbrand (die Haut ist rot, heiß und brennt), kann bei leichteren Hautreizungen die Behandlung mit einem kühlenden Brandgel oder das Auflegen von feuchten Tüchern ausreichend sein. Bei stärkeren Verbrennungen kann man, sofern der Hausarzt einem für diesen Zweck ein entsprechendes Präparat verordnet hat, eine Cortisoncreme anwenden. Diese reduziert die Entzündungsreaktionen der Haut und kann eine Blasenbildung verhindern. Allerdings sollte man Cortisoncreme nicht großflächig (am gesamten Körper) auftragen, sondern nur gezielt bei den besonders stark geschädigten Hautbezirken. Vorsicht ist auch geboten bei der Anwendung im Gesicht. Auf keinen Fall sollte man sich im Ausland irgendeine Cortisoncreme besorgen, sondern sich an die Empfehlungen seines Arztes halten.

Und anschließend: Weitere Hautschäden vermeiden, indem man die Haut für die nächsten Tage bedeckt (T-Shirt, auch wenn es noch so warm ist!) und Sonnenschutz auch an den empfindlichen Stellen, die man leicht beim Einreiben vergisst (Nacken, Kniekehlen, Fußrücken). Und nach dem Baden die ganze Prozedur noch einmal!

Malariaprophylaxe

Gegen Malaria kann man sich leider noch nicht impfen lassen, sondern man kann nur vorbeugend Medikamente einnehmen. Diese Medikamente sorgen dafür, dass sich die Krankheitserreger, die durch einen Mückenstich übertragen werden, im Körper nicht vermehren können. Da der Erreger mehrere Entwicklungsstufen durchläuft, *müssen die Medikamente auch dann noch eingenommen werden, wenn man sich nicht mehr im Malariagebiet aufhält.* Solche Anweisungen sind *unbedingt* zu befolgen, um ausreichenden Schutz zu gewährleisten.

In manchen Reiseregionen, in denen das Infektionsrisiko relativ gering ist, wird nur eine „Stand-by-Prophylaxe" empfohlen. Dies bedeutet, dass man das Präparat dabei hat, aber erst dann einnimmt, wenn entsprechende Beschwerden den Verdacht einer Infektion nahe legen. In diesen Fällen gelten dann jedoch ganz andere Dosierungen, als wenn das Präparat prophylaktisch eingenommen wird. Hier muss man sich vor Reiseantritt genau erkundigen, nach welchem Schema und in welcher Dosierung das Präparat bei einer „Stand-by-Prophylaxe" einzunehmen ist. Diese Informationen schreibt man sich am besten selbst auf einen Extrazettel, der in die Packung gehört.

Um es noch einmal deutlich zu sagen: Das Einhalten der von der WHO empfohlenen Malariaprophylaxe in den entsprechenden Regionen ist kein „Kann" sondern ein *„Muss"*, wenn man nicht lebensbedrohliche Folgen in Kauf nehmen will.

Obligatorisch ist bei Verdacht auf eine Malariainfektion im übrigen auch, schnellstmöglich einen Arzt aufzusuchen. Auch wenn nach der Rückkehr ungewöhnliche Krankheitserscheinungen auftreten: Nicht vergessen dem Arzt von der Tropenreise zu erzählen!

Wichtige Adressen

Bernhard-Nocht-Institut für Tropenmedizin
Bernhard-Nocht-Str. 74
D-20359 Hamburg
Zentrale:
Tel. 040/42818-0 (24 h täglich)
bni@bni-hamburg.de
http://www.bni.uni-hamburg.de/

Centrum für Reisemedizin
Hansaallee 321
D-40549 Düsseldorf
Telefon: 0211-90429-0
Fax: 0211-90429-99
info@crm.de
http://www.crm.de/

Deutsche Gesellschaft für Tropenmedizin und Internationale Gesundheit (DTG) e.V.
am Bernhard-Nocht-Institut für Tropenmedizin
Bernhard-Nocht-Str. 74
20359 Hamburg
Telefon: 040-42818-478
Fax: 040-42818-512
Email: dtg@bni-hamburg.de
http://www.dtg.mwn.de/info/infodtg.htm
Impfempfehlungen unter:
http://www.dtg.mwn.de/impfen/impf.htm
Liste der Gelbfieberimpfstellen in Deutschland unter:
http://www.dtg.mwn.de/impfen/gfimpfst/gf.htm

Abteilung für Infektions- und Tropenmedizin
an der Ludwig-Maximilians-Universität
Leopoldstrasse 5
80802 München

Tel.: 089-2180 13500
Fax: 089-33 60 38 oder 33 61 12
tropinst@lrz.uni-muenchen.de

Robert-Koch Institut

Nordufer 20
D-13353 Berlin
Telefon: 01888-754-0
Fax: 01888-754-2328
info@rki.de
http://www.rki.de/INDEX.HTM
Unter dieser Webadresse sind auch die Empfehlungen der Ständigen Impfkommission (STIKO)zu finden.

WHO Weltgesundheitsorganisation

Hauptsitz

Avenue Appia 20
1211 Genf 27
Schweiz
Telefon: + 41 22 791 21 11
Fax: + 41 22 791 3111
http://www.who.int/en/

WHO

Regionalbüro Europa

8, Scherfigsvej
DK-2100 Kopenhagen 0
Dänemark
Telefon: +45 39 171 717
Fax: +45 39 171 818
postmaster@euro.who.int